WALDBADEN
DAS PRAXISBUCH

Esther Winter

WALDBADEN
DAS PRAXISBUCH

Entspannung lernen – Achtsamkeit üben

Fotografie: Ingold Hatz & Julia Hildebrand

CHRISTIAN

INHALT

Vorwort   6

Waldbaden – eine Einführung
Wie funktioniert „Waldbaden"?   10
Die Heilkraft des Waldes   14
Die Heilkräfte einzelner Baumarten   18
    Birke   20
    Buche   22
    Eibe   24
    Eiche   26
    Fichte   28
    Kiefer   30
    Lärche   32
    Linde   34
    Pappel   36
    Tanne   38

Waldbaden in der Praxis: die Übungen
Der Einstieg in ein entspanntes Leben   42
Übungen zur Achtsamkeit   56
Die Fünf-Sinne-Übung: Riechen / Atmen   60
Die Fünf-Sinne-Übung: Sehen   64
Die Fünf-Sinne-Übung: Fühlen   68
Die Fünf-Sinne-Übung: Hören   72
Die Fünf-Sinne-Übung: Schmecken   76
Die Fünf-Sinne-Übung: Alle Sinne zusammen   82
Mit Kindern im Wald   86
Nachts im Wald   88

Körper und Seele — 90

Körper und Seele — eine Einführung	92
Körperwahrnehmungsübung	94
Atemübung	96
Farbmeditation	98
Übungen aus dem Tai Chi / Qui Gong	100
Die Übungen im Alltag nutzen	106

Ätherische Öle und Düfte

Ätherische Öle und Düfte — Eine Einführung	114
Verschiedene „Walddüfte" und ihre Wirkung	116
Douglasfichte	116
Latschenkiefer	119
Weißtanne	120
Zeder	123
Zirbelkiefer	124
Zypresse	127
Praktische Tipps & weitere Rezepte	128
Mischungen mit Walddüften	132
Duftmeditation	134

Mein Waldtag zu Hause

Den Wald nach Hause holen	140

Ausblick und Fazit

Schlussbemerkung	146
Mein Waldtagebuch zum Eintragen	148
Vita und Dank der Autorin	151
Impressum und Bildnachweis	152

VORWORT

„In der lebendigen Natur geschieht nichts, was nicht in der Verbindung mit dem Ganzen steht."

(J. W. von Goethe)

Die Sehnsucht des Menschen nach der Natur ist so alt wie der Mensch selbst. „Shinrin Yoku", auf Deutsch „Waldbaden", hat eine jahrzehntelange Tradition in Japan. Im Grunde bedeutet es schlicht, sich geraume Zeit achtsam und mit allen Sinnen der Natur zugewandt im Wald aufzuhalten und dabei die Heilkraft und die Energie des Waldes zu nutzen. Vor nicht allzu langer Zeit in der westlichen Welt noch als esoterische Eigenheit belächelt, findet die „Waldmedizin" nun zunehmend Anklang und wird aktuell immer beliebter bei gestressten und burn-out-gefährdeten Menschen.

Für „Waldbaden" gibt es keine starren Regeln – einfach einige Zeit im Wald verbringen, achtsam und entspannt, nicht mehr. Aber geht das so einfach? Überlegen Sie, wann Sie das letzte Mal im Wald waren. Nicht, um zu joggen, zu wandern oder ein anderes messbares Ziel zu verfolgen, sondern lediglich, um die Natur zu genießen. Schon länger her? Damit sind Sie nicht allein.

Wir gebrauchen den Wald als „Spielplatz" unserer modernen Bewegungskultur und übersehen die Segnungen, die er uns schenkt. Der Aufenthalt im Wald ist kostenlos und für jedermann nutzbar.

Aber Entspannung und Achtsamkeit gibt es nicht „frei Haus", man muss üben und trainieren, wie wenn man ein neues Musikinstrument oder eine neue Sportart erlernt. Die Heilkräfte des Waldes, die wissenschaftlich hinreichend bewiesen sind, sind hierzu ein gutes Hilfsmittel und verstärken die Wirkung der Übungen. Nur durch Training kann man die wertvollen „Anti-Stress-Werkzeuge" auch in hektischen Alltagssituationen jederzeit abrufen und nutzen.

In diesem Buch werde ich Ihnen Übungen und Anleitungen geben, wie Sie Schritt für Schritt zu mehr Entspannung und Wohlbefinden gelangen können. Also begleiten Sie mich auf meinem Weg durch den Wald, auf einem Weg zu sich selbst …

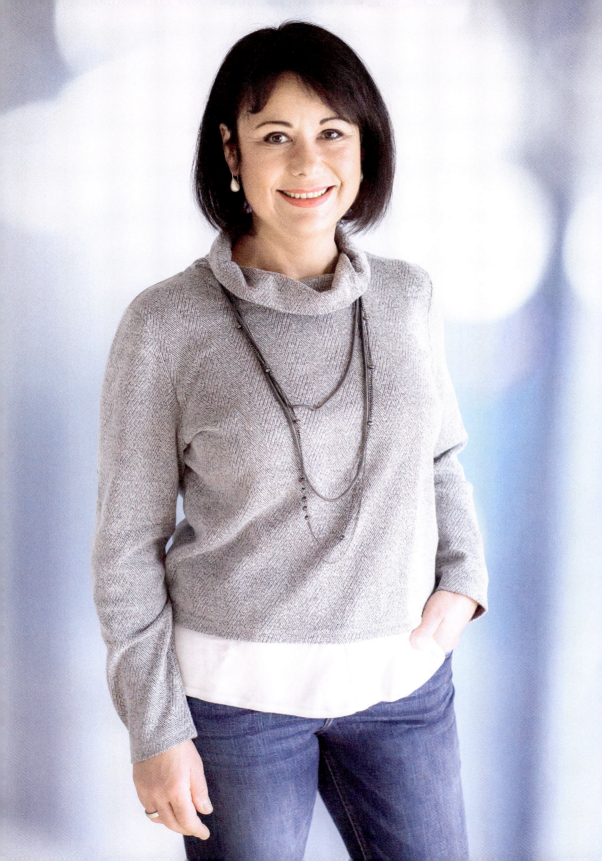

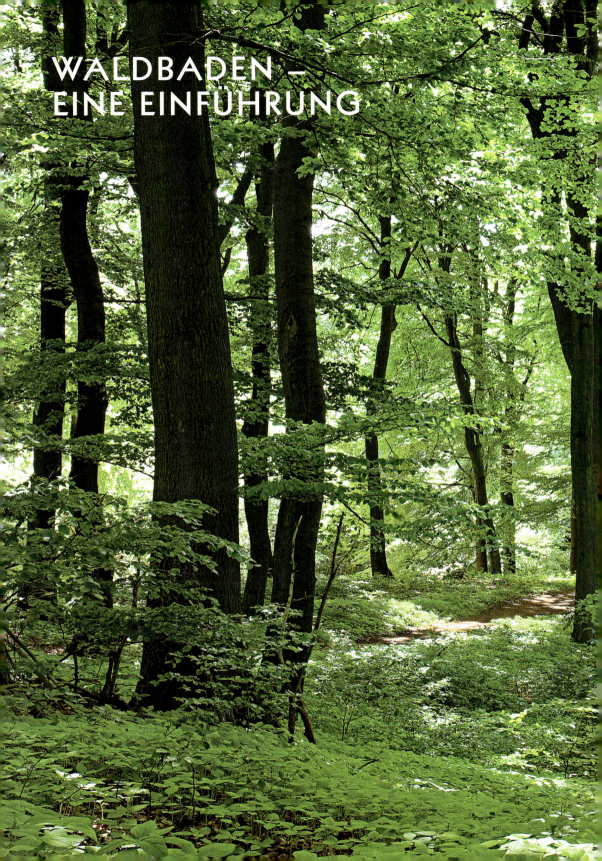

WALDBADEN – EINE EINFÜHRUNG

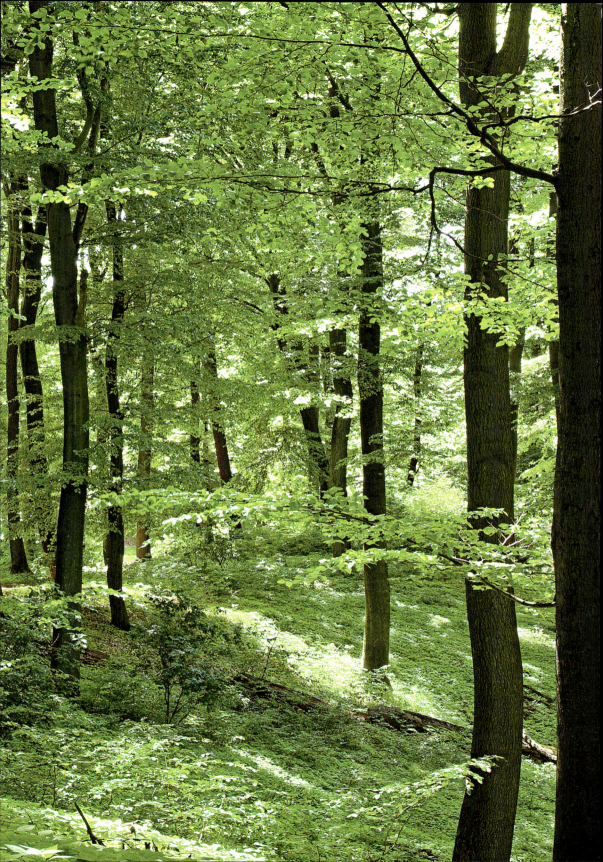

WIE FUNKTIONIERT „WALDBADEN"?

Das japanische Land- und Forstwirtschaftsministerium hat den Begriff „Shinrin Yoku", was so viel bedeutet wie „ein Bad in der Atmosphäre des Waldes nehmen", 1982 etabliert. Mittlerweile in Japan und auch in Südkorea als fester Bestandteil der Gesundheitsvorsorge angesehen, wird „Waldbaden" von den Gesundheitsministerien als anerkannte Anti-Stress-Management-Methode gefördert. Und bereits seit 2012 existiert an japanischen Universitäten der Forschungszweig „Forest Medicine", der die Wirkung des Waldes auf die menschliche Gesundheit untersucht. Die Wissenschaftler haben in verschiedenen Experimenten den gesundheitsfördernden Effekt des Aufenthaltes im Wald nachgewiesen. Beispielsweise wurde bei einer Studie mit 280 Teilnehmern die Hälfte der Gruppe für einige Stunden in den Wald geschickt, die andere Hälfte in die Stadt. In der anschließenden Untersuchung der Gruppen wurde festgestellt, dass die Waldgänger deutlich niedrigere Blutdruckwerte, einen niedrigeren Puls und einen auffallend niedrigen Stresshormonspiegel im Vergleich zu den Stadtbesuchern vorweisen. „Waldbaden" ist in Japan heute überaus populär und bereits ein einfacher Waldspaziergang wird als „Shinrin Yoku" bezeichnet.

Und wie praktiziert man „Shinrin Yoku" richtig?

Die wichtigste Regel ist, dass es keine festen Regeln gibt. Es gibt kein Ankommen an einem definierten Ziel, es zählt einzig der jeweilige Augenblick. Es bedeutet nicht, viele Kilometer zu absolvieren oder ein hohes Gehtempo einzuhalten. Es bedeutet auch nicht, einen Waldlehrpfad zu absolvieren und die einzelnen Bäume und Pflanzen richtig benennen zu können. Im Vordergrund steht die bewusste und intensive Wahrnehmung der Natur, der Atmosphäre sowie die Wahrnehmung seiner selbst. Alle Sinne sollen sowohl im Einzelnen als auch zusammen aktiviert werden. Das einzige Ziel ist Entspannung und Achtsamkeit! Klingt eigentlich ganz einfach, oder? In meiner Praxis bei der Arbeit mit unterschiedlichen Klienten, ungeachtet des Geschlechts oder Alters, musste ich aber sehr oft feststellen, dass die wenigsten von sich aus achtsam und entspannt sein können. Zwar gehen nicht wenige regelmäßig zu Kursen in Yoga, Autogenem Training oder Progressiver Muskelentspannung, kaufen sich Rat-

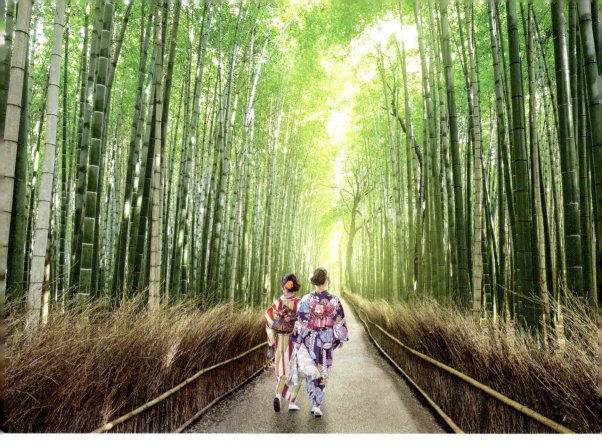

geber zu den Themen oder hören abends im Bett noch eine Meditations-CD, dennoch können die wenigsten diese Entspannungstechniken in stressigen Alltagssituationen einsetzen und nutzen. Die meisten meiner Klienten erleben eine richtige Tiefenentspannung das erste Mal bei einer geführten Entspannung wie beispielsweise einer Hypnose.

Aus diesem Grund habe ich eine Methode entwickelt, die aus vielen verschiedenen Entspannungstechniken das Beste und Wirkungsvollste herausfiltert und Ihnen einen „Anti-Stress-Werkzeugkoffer" an die Hand gibt. Wenn Sie die einzelnen Komponenten trainieren und üben, können Sie diese in jeder Situation abrufen. Ob bei Schlafstörungen, im Berufsalltag, beim Umgang mit schwierigen Mitmenschen oder anderen Momenten, in denen Sie eine Form von „Entstressung" benötigen. Trainieren bedeutet in der Tat echtes Training: Es reicht nicht, alle paar Wochen mal wieder eine Übung zu absolvieren. Wie beim Erlernen einer neuen Sportart sollten Sie konsequent die Übungen aus diesem Buch täglich wiederholen, um die gewünschten Ergebnisse zu erzielen. Sie müssen nicht immer das volle Programm bewerkstelligen. Aber jeden Morgen eine Atemübung oder am Abend eine Körperübung sind zehn Minuten gut investierte Zeit in Ihre Entspannung und Gesundheit.

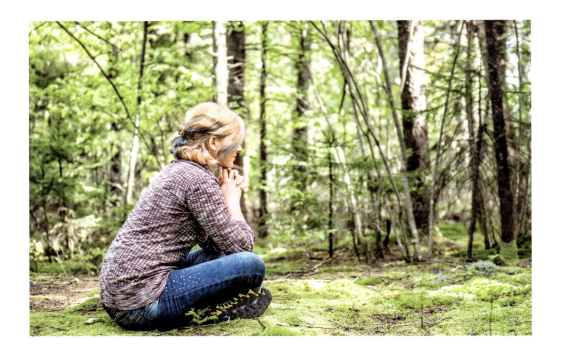

Und wie kommt nun der Wald mit ins Spiel?

Aus eigener Erfahrung weiß ich, dass bereits die Teilnahme an fest gebuchten Entspannungskursen Stress bedeuten kann. Wie im Job muss man zu einer festen Zeit an einem bestimmten Ort sein, um dort angekommen auf Kommando zu entspannen. Im Wald gibt es keine Öffnungszeiten, Sie müssen sich nicht anmelden und benötigen keinen Termin, um in den Wald zu gehen. Zudem verursacht der Waldbesuch keinerlei Kosten. Sie gehen eine bestimmte Zeit in Ihrem eigenen Rhythmus achtsam und entspannt durch den Wald, genießen die Eindrücke der Natur und lassen den Alltag hinter sich. Besonders spannend ist es, den Wald in den unterschiedlichen Jahreszeiten zu erleben. Jede Jahreszeit erzeugt eine andere Stimmung und eine gänzlich eigene Atmosphäre: Im Frühling erspürt man die bezaubernde, fröhlich stimmende Pracht der blühenden Laubbäume und das erwachende neue Leben. Im Sommer kann man sich der schwülen Hitze entziehen und in die angenehme Kühle des Waldes flüchten. Im Herbst wiederum hinterlassen fallende, bunte Blätter einen Hauch von Vergehen und Sterblichkeit. Im Winter verkörpert und unterstreicht der weiche Schnee die Stille, die durch das Fehlen von Zugvögeln und Insekten entsteht.

Die natürlichen Heilkräfte des Waldes wirken sich umfassend positiv auf unsere Gesundheit aus und verstärken die Wirkung der Übungen. Nehmen Sie sich die Zeit, um Ihre Entspannung und Achtsamkeit zu trainieren. Ihr erster Schritt in den Wald wird ein Schritt in ein entspannteres, stressfreieres und gesünderes Leben sein. Sie werden sich selbst dabei besser kennenlernen.

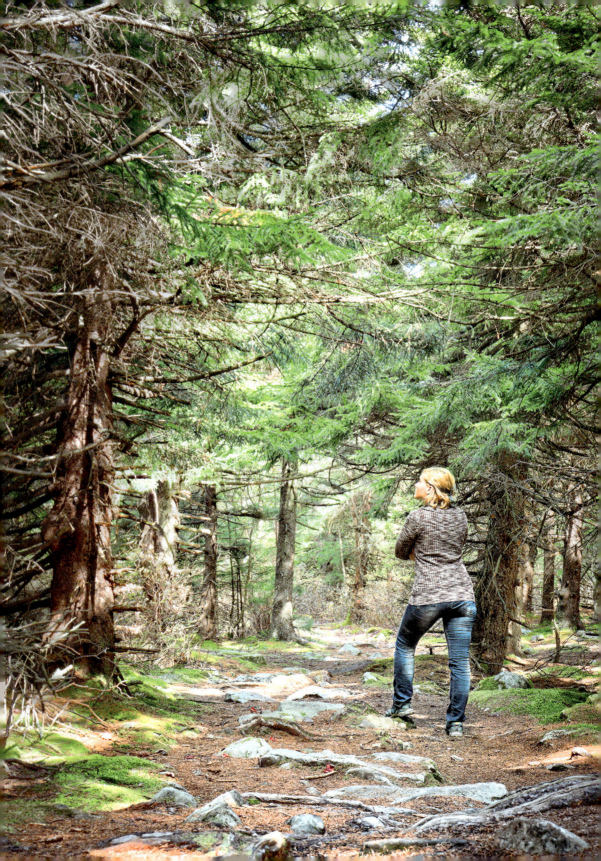

DIE HEILKRAFT DES WALDES

Unter Wissenschaftlern gilt es als erwiesen, dass der Aufenthalt im Wald eine heilende und gesunde Wirkung hat. Zahlreiche Studien belegen, dass bereits bei einer Aufenthaltsdauer von nur fünf Minuten eindeutig positive Effekte auf die Gesundheit messbar sind. Inzwischen gibt es Studiengänge zu „Waldmedizin", Kurzentren bieten spezielle „Waldtherapien" an und selbst Hotels haben das „Waldbaden" in ihr Veranstaltungsportfolio übernommen. Die Erkenntnisse über die wirkungsvollen Heilkräfte des Waldes und der Natur sind jedoch keine Erfindung der heutigen Zeit.

Bereits Hildegard von Bingen (1098–1179) riet „Geh einfach ins Grün des Waldes und du wirst Heilung erfahren, allein indem du dort bist und atmest." Sie empfahl zur Stärkung der Augen eine Zeit lang auf einen naturgrünen Wald zu schauen. Auch der Psychiater Carl Gustav Jung (1875–1961) hat Naturerfahrungen in seinen therapeutischen Ansatz integriert und seinen Patienten empfohlen, sich regelmäßig vom „Alltagsschlamm der Zivilisation zu reinigen", denn „nur in der Natur werden wir sauber". Japans führender Wissenschaftler im Bereich der „Waldmedizin", Yoshifumi Miyazaki (*1954), hat in Studien herausgefunden, dass sich Patienten im Krankenhaus schneller von einer Operation erholen, wenn sie von ihrem Krankenhausfenster aus auf Bäume statt auf Gebäude blicken. Ebenfalls hat er in Studien nachgewiesen, dass bereits das Betrachten von Baumbildern den Stresshormonspiegel im Blut um 13 Prozent senkt!

Aber was macht nun den Aufenthalt im Wald so gesund?

* **Bäume und Waldpflanzen verströmen heilende Duftstoffe.**
  Sie produzieren tausende chemischer Substanzen. Diese strömen aus den Poren der Blätter und Nadeln und haben die Aufgabe, Schädlinge abzuwehren sowie den Bäumen bei großer Hitze Abkühlung zu verschaffen. Eine Gruppe dieser Substanzen, die Terpene, riechen besonders intensiv. Sie sind ein Teil im Komplex der ätherischen Pflanzenöle. Insbesondere Nadelbäume verströmen diese Duftstoffe über ihre Nadeln. Bei Laubbäumen werden sie über die Blätter abgegeben. Die Terpene wirken kräftigend auf unser Immunsystem und erhöhen die

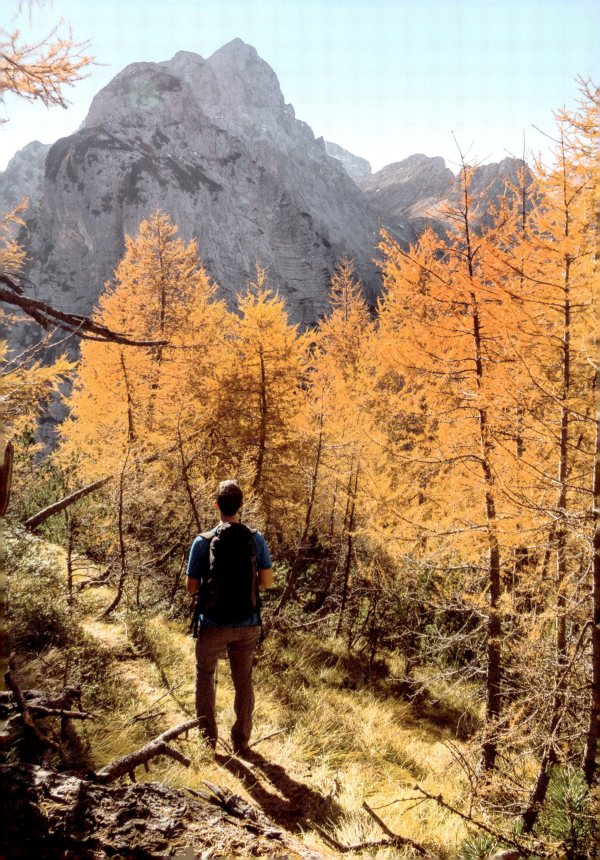

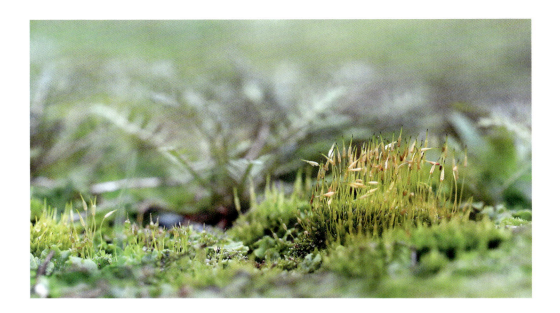

Zahl und die Aktivität von körpereigenen Killerzellen, die der Mensch benötigt, um beispielsweise virusbefallene Zellen sowie Krebszellen zu bekämpfen. Nur durch den Aufenthalt im Wald können wir, ganz vereinfacht gesprochen, über unsere Hautporen und unsere Atmung diese heilkräftigen Killerzellen tanken. Zusätzliche senken die Terpene unseren Adrenalin- und Noradrenalingehalt im Blut und wirken somit stressabbauend.

✳ **Die im Wald lebenden Mikroorganismen regen das Immunsystem an.**
Das Immunsystem profitiert davon, wenn es mit einer Vielzahl von Mikroben und Bakterien in Kontakt kommt, denn nur so kann es wirksame Abwehrkräfte gegen verschiedene Krankheitserreger aufbauen. Beschwerden wie Allergien oder eiternde Hautabschürfungen, aber auch schwere Erkrankungen wie chronische Darmentzündungen und Depressionen können nur durch einen funktionstüchtigen körpereigenen Abwehrmechanismus eingegrenzt und erfolgreich behandelt werden. Studien belegen deutlich, dass Stadtbewohner eine geringere Vielfalt an Mikroben aufweisen als Menschen, die auf dem Land oder zumindest in der Nähe einer Grünfläche wohnen. Das Immunsystem profitiert davon, wenn es mit unterschiedlichen Keimen konfrontiert wird.

✳ **Die Luft des Waldes enthält eine hohe Anzahl negativer Ionen.**
Die Baumkronen werfen tiefe Schatten und über die Poren der Blätter und der Nadeln verdunstet fast unentwegt Wasser. Dadurch entsteht im Wald eine Art eigenes Klima. Es ist um einige Grad kühler als im urbanen Raum. Bedingt durch verschiedene chemische Prozesse, befinden sich in der Waldluft

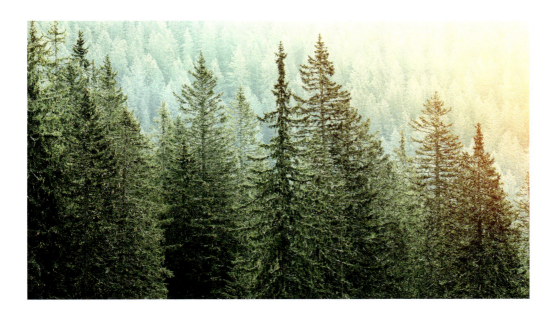

eine ausgesprochen hohe Anzahl negativer Ionen. Man vermutet, dass dies am hohen Grundwasserbedarf der Bäume liegt. Bei einem Spaziergang durch den Wald atmen wir diese negativen Ionen permanent ein. Viele Mediziner halten diese negativen Ionen für sehr gesundheitsfördernd. Sie sollen Kopfschmerzen lindern, den Blutdruck senken oder sich generell positiv auf das Wohlbefinden auswirken. Selbst Entzündungsprozesse vermag die spezielle Zusammensetzung der Luft abzumildern.

* Zusammenfassend kann man sagen, dass ein Aufenthalt im Wald förderlich ist:
  - zur Senkung des Blutdrucks,
  - zum Abbau von Stresshormonen,
  - zur Vermehrung der körpereigenen Killerzellen,
  - zur Linderung von Kopfschmerzen,
  - zum Eindämmen von Entzündungsprozessen im Körper
  - und ganz generell zur Steigerung des Wohlbefindens.

> Bei einer ernsthaften Erkrankung kann der Waldspaziergang selbstverständlich nicht den Gang zum Arzt oder eine medizinische Behandlung ersetzen. Als begleitende oder vorbeugende Maßnahme wird er jedoch von immer mehr Medizinern empfohlen.

DIE HEILKRÄFTE EINZELNER BAUMARTEN

„Bäume sind Gedichte, die die Erde in den Himmel schreibt."
(Khalil Gibran)

Bäume haben seit jeher ganz besondere Bedeutung für uns Menschen und nehmen in der gesamten Menschheitsgeschichte eine besondere Rolle ein. Die aufrechte Gestalt der Bäume symbolisierte den Menschen mit aufrechtem Gang, sie galten als Verbindung zwischen Himmel (Baumkrone) und Erde (Wurzeln), Adam und Eva naschten die Früchte vom verbotenen Baum, bei den Kelten und Germanen wurden viele Bäume als heilig verehrt und im Mittelalter wurden erstmals Aufzeichnungen über die Heilkraft der Bäume und Sträucher verfasst, so maß Hildegard von Bingen der Baumheilkunde besondere Bedeutung bei.

Auf den nächsten Seiten erfahren Sie wissenswerte Details über die Beschaffenheit und besondere Eigenheiten einzelner Bäume. Natürlich können hier nicht alle in Deutschland und Nordeuropa vorkommenden Baumarten behandelt werden, aber eine Auswahl der am meisten verbreiteten Arten stelle ich Ihnen vor. Das Wissen um die Heilkräfte der zur Veranschaulichung ausgewählten Baumarten wurde zum großen Teil bereits über Jahrhunderte hinweg überliefert.

Um Verwechslungen vorzubeugen: Das „Waldbaden" ist kein Waldlehrpfad. Sie müssen die Bäume nicht im Einzelnen benennen können, wenn Sie aber „Ihren" ganz besonderen Baum bei den Übungen gefunden haben, können Sie diesen recht leicht identifizieren. Die folgenden Informationen sollen Ihnen die Eigenheiten und Vorzüge der einzelnen Baumarten nahebringen.

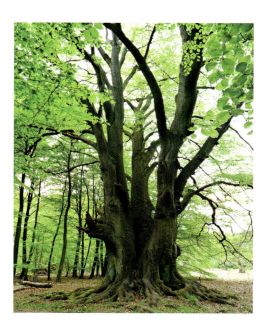

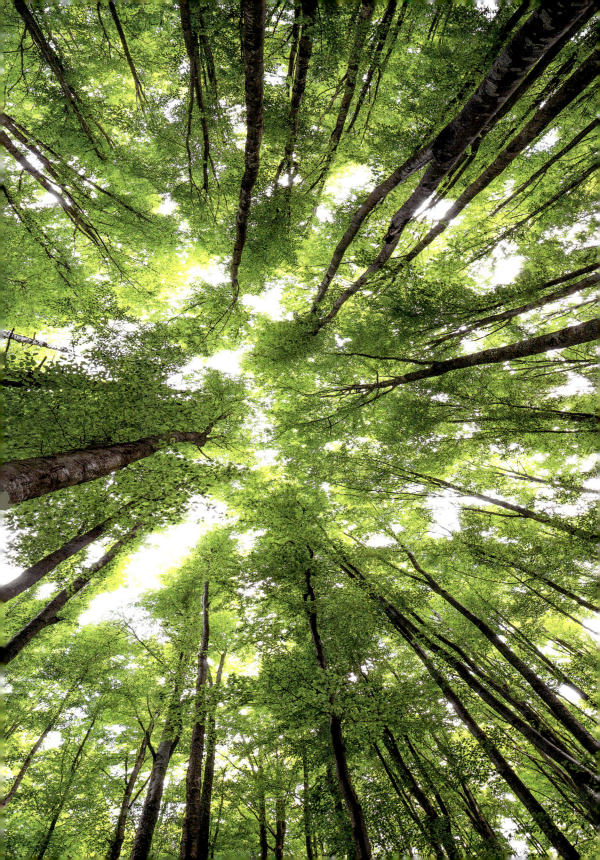

BIRKE

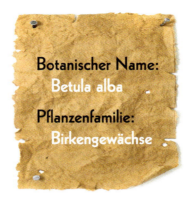

Botanischer Name:
Betula alba

Pflanzenfamilie:
Birkengewächse

Die Birke ist der Baum des Frühlings. Von alters her galt er als heilig und symbolisierte die Fruchtbarkeitsgöttin. Heute werden Birken als Maibäume in den Dörfern verwendet. In manchen Gegenden ist es Brauch, dass junge Männer in der Nacht zum 1. Mai einen kleinen Birkenbaum vor dem Haus ihrer Angebeteten aufstellen. Und Kinderwiegen wurden früher aus Birkenholz gefertigt.

Die Birke kommt bis in den hohen Norden Skandinaviens vor. Ihr markanter weißer Stamm macht sie unverwechselbar und leicht erkennbar. Ein Spaziergang in einem sortenreinen Birkenwald ist ein magisches Erlebnis. Normalerweise ist es im Wald eher dunkel, im Birkenwald jedoch ist es durch die weißen Stämme und die hellgrünen Blätter lichtdurchflutet mit mystischer Anmutung.

Traditionell wird der abgezapfte Birkensaft zur Entwässerung und Entschlackung als Kur verwendet.

Verwendete Pflanzenteile:
Blätter, Blattknospen, Saft

Heilbereiche:
harntreibend, entwässernd, Blasenentzündung, Nierenschwäche, Ödeme, Hautprobleme, Ekzeme, Allergien, Haarausfall, Schuppen, Durchfall, Rheuma, Gicht

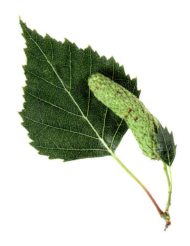

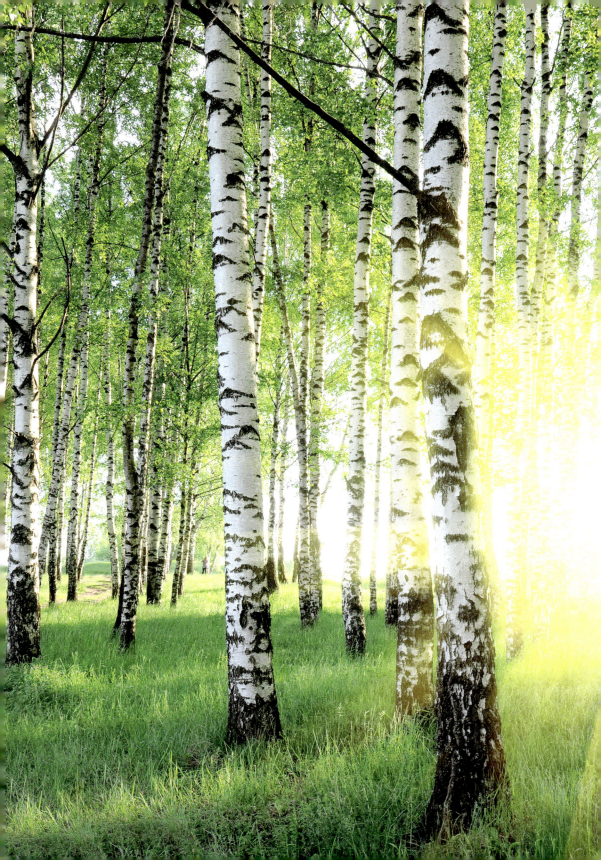

BUCHE

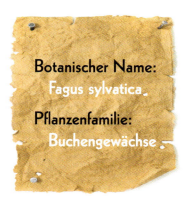

Botanischer Name:
Fagus sylvatica

Pflanzenfamilie:
Buchengewächse

Buchen sind die am häufigsten vorkommenden Bäume in deutschen Wäldern, und die meisten Laubwälder sind von der Buche geprägt. Die Rinde ist samtig-glatt und die Blätter wachsen so dicht, dass sie ein guter Schattenspender ist. Die Buche blüht im Mai, und aus den Blüten entwickeln sich als Früchte Bucheckern, die essbar sind. Besonders beliebt sind sie als Nahrung für Wildschweine. In alten Zeiten wurde die Buche als heiliger Baum verehrt, und es wurden ihm Opfergaben dargebracht. Auch galt er als sehr heilkräftig.

Hildegard von Bingen verwendete Teile der Buche zur Senkung von Fieber und als Heilmittel bei Gelbsucht. Mittlerweile gibt es viele Alternativen, sodass die Buche als Heilbaum nicht mehr oft eingesetzt wird. Verwendet wurden die Blätter als Auflage bei Geschwüren. Die Rinde galt als fiebersenkend und hustenstillend und wurde bei Erkältungskrankheiten genutzt. Die Bucheckern enthalten viel Öl aus dem ein schmackhaftes Speiseöl hergestellt werden kann.

Verwendete Pflanzenteile:
Knospen, Blüten, Blätter, Früchte, Rinde
Heilbereiche:
antibakteriell, schleimlösend, fiebersenkend, Rheuma, Gicht, Darmbeschwerden, Wunden, Geschwüre, Hauterkrankungen, Zahnschmerzen

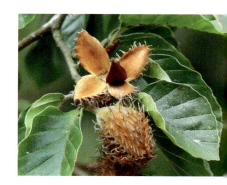

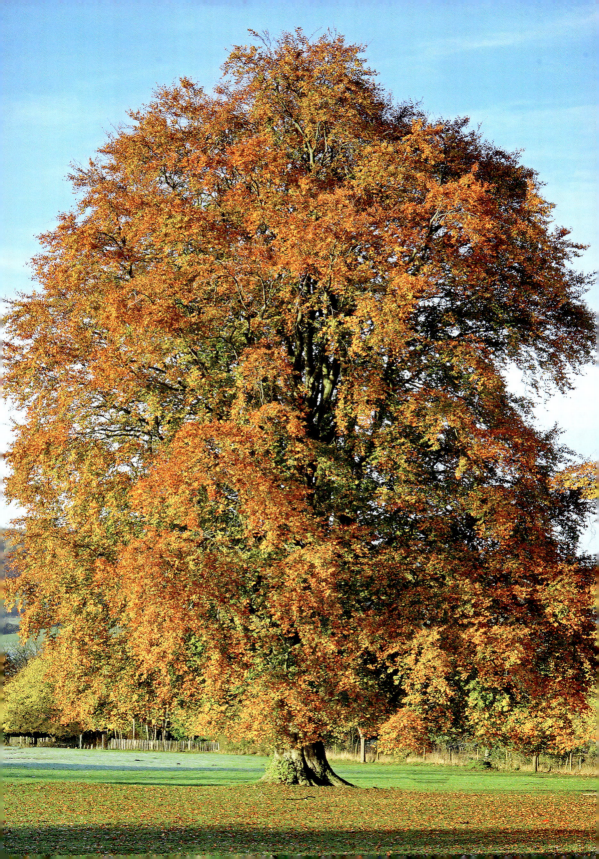

EIBE
ACHTUNG: SEHR GIFTIG!

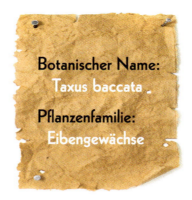

Botanischer Name:
Taxus baccata

Pflanzenfamilie:
Eibengewächse

Eiben können über 2 000 Jahre alt werden. Die Eibe ist in fast allen Kulturen ein heiliger Baum. Ein Baum der Magie, der besonders von Druiden geschätzt wurde. Ein Eibenwald hat eine sehr mystische und magische Atmosphäre und sollte unbedingt einmal besucht werden. Im bayerischen Paterzell finden Sie einen der schönsten Eibenwälder mit vielen Exemplaren die tausende von Jahren alt sind. Die Eibe gilt als Todesbaum. Zum einen, weil alle ihre Teile hochgiftig sind, zum anderen, weil sie gerne im Schatten wächst. Hier sah man eine Verbindung zum Jenseits. Das Eibengift wurde seit der Antike für Morde eingesetzt. Pfeile wurden in Eibensaft getränkt oder in Speisen gemischt.

Heutzutage wird die Eibe nicht mehr in der Pflanzenkunde eingesetzt, da es viele ungiftige Alternativen gibt. In der Homöopathie findet die Zubereitung aus Eibennadeln Verwendung bei Rheuma, Gicht und Leberleiden. Die Schulmedizin nutzt ihre Wirkstoffe in der Krebstherapie.

Verwendete Pflanzenteile:
Alle Teile

Heilbereiche:
Krebs (zellteilend und krebshemmend), Rheuma, Gicht, Abführmittel, Insektenbekämpfungsmittel, Skorbut

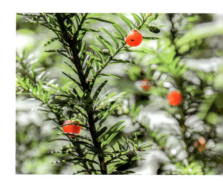

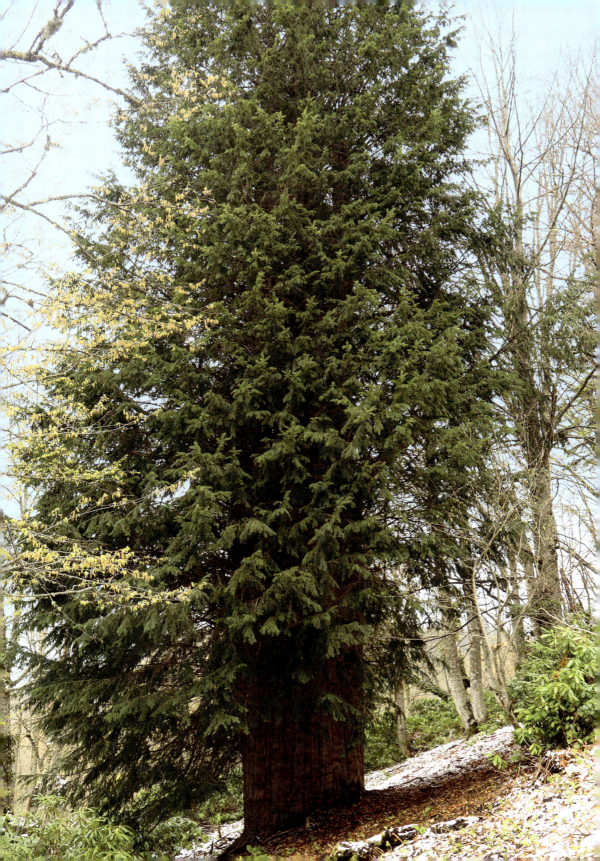

EICHE

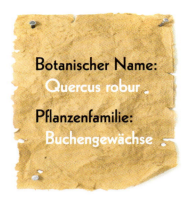

Botanischer Name:
Quercus robur

Pflanzenfamilie:
Buchengewächse

Die Eiche ist der König unter den Bäumen. Von den alten Griechen über die Kelten bis zu den Germanen wurde er als heilig verehrt. Der Sage nach soll der Tisch, an dem die Tafelrunde von König Artus tagte, aus Eichenholz gefertigt worden sein. Im Mittelalter befand sich der Gerichtsplatz unter Eichen. Früher gab es in Europa sehr viele Eichenwälder, mittlerweile sieht man nur noch einzelne Exemplare. Das Holz der Eiche ist extrem hart, stabil und langlebig, daher sind Eichenmöbel teuer. Die Früchte der Eiche, die Eicheln, sind sehr beliebt als Schweinefutter. In Kriegszeiten wurden sie vermahlen und geröstet als Kaffee-Ersatz verwendet.

Auch die Heilkraft ist von großer Bedeutung: Die Rinde der Äste und Zweige enthält sehr viele Gerbstoffe, die adstringierend (zusammenziehend) wirken. Eichenrinde wird in Form von Tee oder als Tinktur angewendet. Äußerlich kann der Tee für Umschläge oder ein Bad genutzt werden. Besonders wirksam ist er bei Blutungen, Entzündungen, Ekzemen und schlecht heilenden Wunden.

Verwendete Pflanzenteile:
Rinde, Blätter, Eicheln

Heilbereiche:
Ekzeme, Wunden, Durchfall, Magengeschwüre, Blutungen, Entzündungen, Insektenstiche, Durchfall, Darmerkrankungen

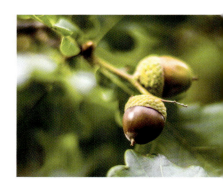

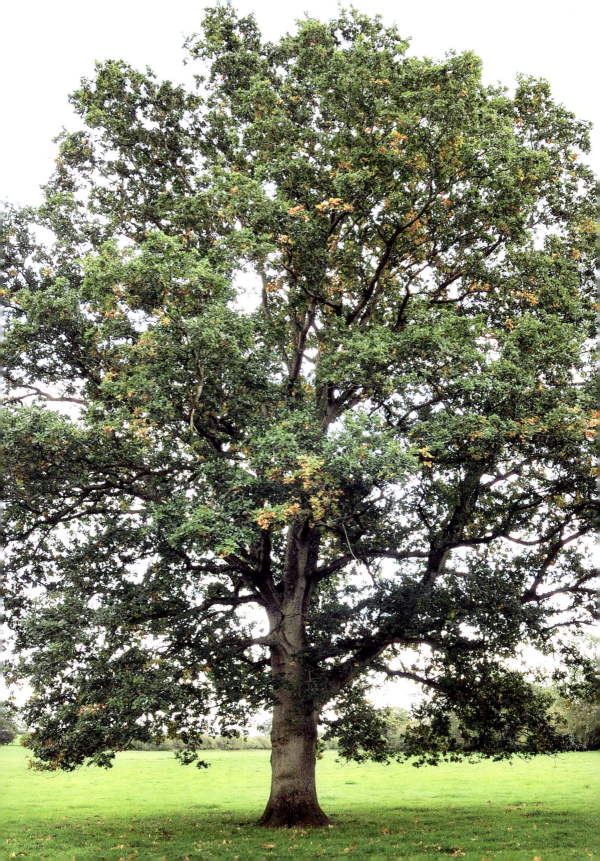

FICHTE

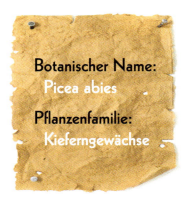

Botanischer Name:
Picea abies

Pflanzenfamilie:
Kieferngewächse

Die Fichte ist ein sehr verbreiteter Nadelbaum, der besonders in Monokulturen angebaut wird. Bei den alten Germanen wurde sie als Mutter- und Lebensbaum verehrt. Ihre heilkräftige Wirkung entfaltet sie besonders bei Erkrankungen der Lunge und Atemwege. Eine Fülle an Mischungen oder Salben zum Einreiben bei Erkältungskrankheiten enthält Fichtennadeln. Schon in alten Zeiten wurden die frischen Zweigenden in Alkohol eingelegt und als Einreibemittel gegen Hexenschuss, Erkältungskrankheiten und rheumatische Beschwerden verwendet. Noch heute wird Fichtennadelöl in Franzbranntwein bei Durchblutungsstörungen angewandt. Durch den hohen Estergehalt wirkt sie bei beginnenden Erkältungskrankheiten beruhigend auf die Psyche und entspannend zugleich. Pfarrer Kneipp empfahl, bei Waldspaziergängen ein kleines Stück des Fichtenharzes zu essen, um den Organismus zu kräftigen.

Verwendete Pflanzenteile:
junge Triebe, Nadeln, Harz

Heilbereiche:
Bronchitis, Keuchhusten, Asthma,
Nasennebenhöhlenentzündung,
Rheuma, Gicht, Muskelkater,
Nervosität, nervöse Herzbeschwerden

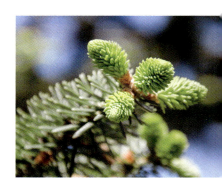

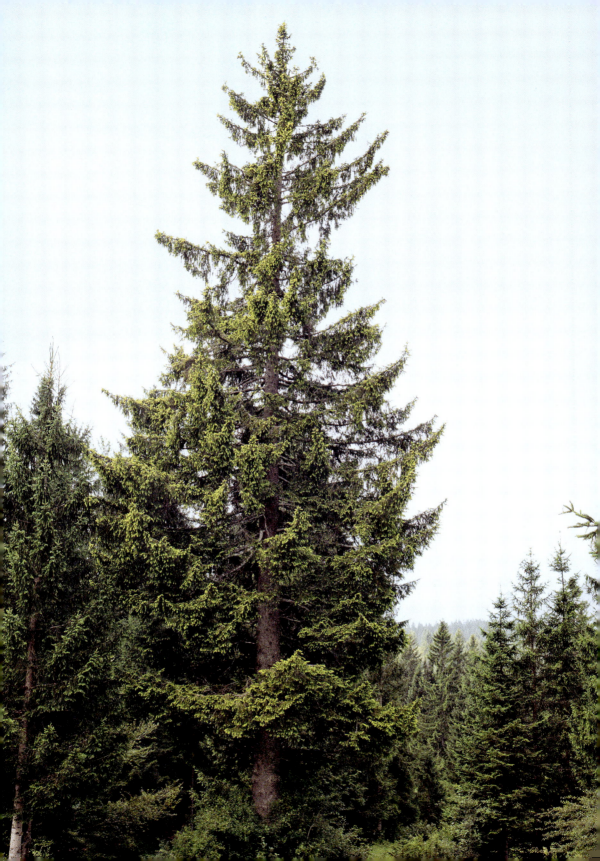

KIEFER

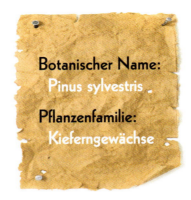

Botanischer Name:
Pinus sylvestris

Pflanzenfamilie:
Kieferngewächse

Kiefernholz ist eines der wichtigsten Nutzhölzer, da dieser Baum sehr schnell wächst und wenig Anforderungen an die Bodenbeschaffenheit stellt. Das Kiefernholz wird dank seiner günstigen Eigenschaften gerne als Bau- und Brennholz verwendet. Die Nadeln sind paarförmig angeordnet. Riesige Kiefernwälder bedeckten vor über 10 000 Jahren ganz Europa. Bei den Kelten galt die Kiefer als kraftvoller Feuerbaum.

Das Öl seiner Nadeln hat eine cortisonähnliche Wirkung und gilt als entzündungshemmend und antiallergisch. Außerdem hat die Kiefer, wie fast alle Nadelbäume, eine heilkräftige Wirkung bei Husten und Erkrankungen der Atemwege. Die Kiefer wird eingesetzt als Tee oder als Zusatz in Salben.

Verwendete Pflanzenteile:
Triebspitzen, Nadeln, Harz, junge Zapfen

Heilbereiche:
Bronchitis und Atemwegserkrankungen, Nebenhöhlenentzündung, Rheuma, Gicht, Durchblutungsstörungen, Schlaflosigkeit, Nervosität

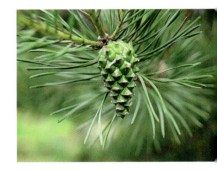

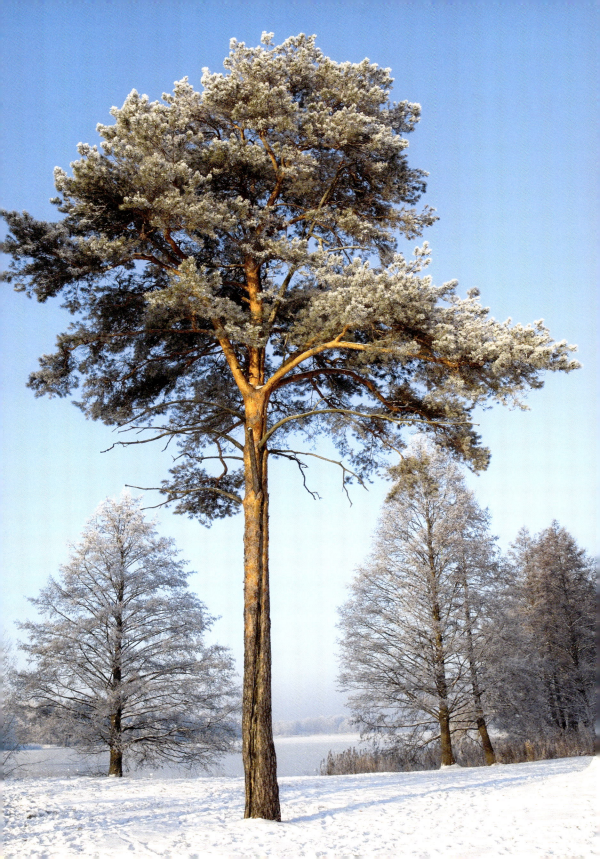

LÄRCHE

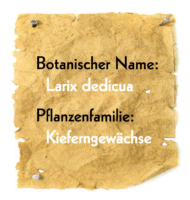

Botanischer Name:
Larix dedicua

Pflanzenfamilie:
Kieferngewächse

Unter den Nadelbäumen ist die Lärche etwas Besonderes, denn sie verliert jedes Jahr ihre Nadeln. Zuerst wächst die Lärche sehr schnell und schmal in die Höhe, erst in späteren Jahren geht ihr Wachstum auch in die Breite. Sie wächst bis in Höhenlagen von 2400 Metern und wird besonders in den Alpen als wertvolles Bauholz geschätzt. Auch die Pfähle, auf denen die Stadt Venedig erbaut ist, bestehen hauptsächlich aus Lärchenholz.

Ihre entzündungshemmenden und desinfizierenden Eigenschaften wirken sehr gut bei Zahnproblemen: Bei Schmerzen und Entzündungen hilft eine verdünnte Mundspülung aus in Essig gekochten Lärchennadeln.

Äußerlich kann man das heilkräftige Lärchenöl als Einreibung oder in Form von Umschlägen bei Nervenschmerzen einsetzten.

Bei den Bachblüten findet die Lärche unter dem Namen „Larch" Verwendung.

Verwendete Pflanzenteile:
Rinde, Harz, junge Sprossen, Nadeln

Heilbereiche:
Blasenleiden, Blutungen, Nervenschmerzen, Wunden, Durchfall, entzündungshemmend, durchblutungsfördernd, schmerzlindernd

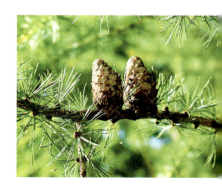

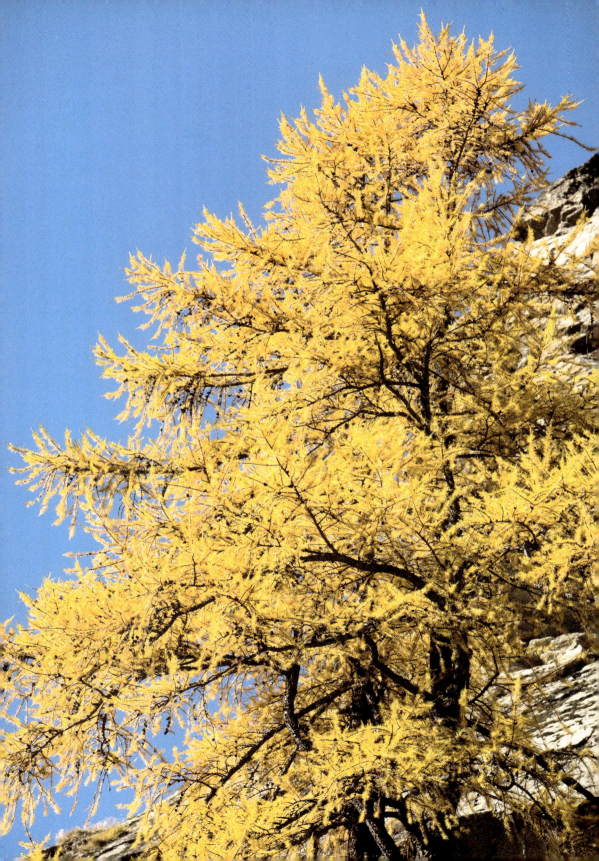

LINDE

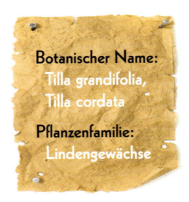

Botanischer Name:
Tilla grandifolia,
Tilla cordata

Pflanzenfamilie:
Lindengewächse

Linden kommen wild sehr selten vor und wachsen vornehmlich dort, wo sie von Menschen angepflanzt werden. Die Dorflinde als Mittelpunkt der Gemeinschaft war in der Vergangenheit ein wichtiger Versammlungsort. Sie war Treffpunkt der Dorfgemeinschaft, wurde bei Festen mit Bändern geschmückt und umtanzt und es wurde unter ihr Recht gesprochen.

Die Linde gilt auch als der Baum der Verliebten, da sich das weiche Holz des Stammes hervorragend zum Herzchen-Einschnitzen eignet. Auch Künstler bevorzugten seit jeher Lindenholz zur Schaffung ihrer Kunstwerke. Lange Zeit wurde die Linde als „heiliges Holz" verehrt, da aus ihr mannigfaltig Heiligenfiguren geschnitzt wurden. Am bekanntesten ist die Schwarze Madonna von Tschenstochau in Polen.

Die bekannteste Anwendung der Linde ist der Lindenblütentee, ein traditionelles Mittel gegen Erkältung. Man überbrüht für eine Tasse 2 TL Lindenblüten mit kochendem Wasser und lässt den Aufguss 10 Minuten ziehen.

Äußerlich angewendet hilft Lindenblüten-Tinktur bei der Abheilung von Wunden und Abszessen.

Verwendete Pflanzenteile:
Blüten, Blätter

Heilbereiche:
bei Grippe/Erkältung, Appetitlosigkeit, Sodbrennen, entzündungshemmend, krampf- und schleimlösend, entspannend, blutreinigend

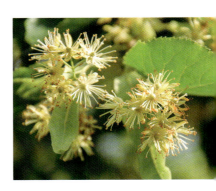

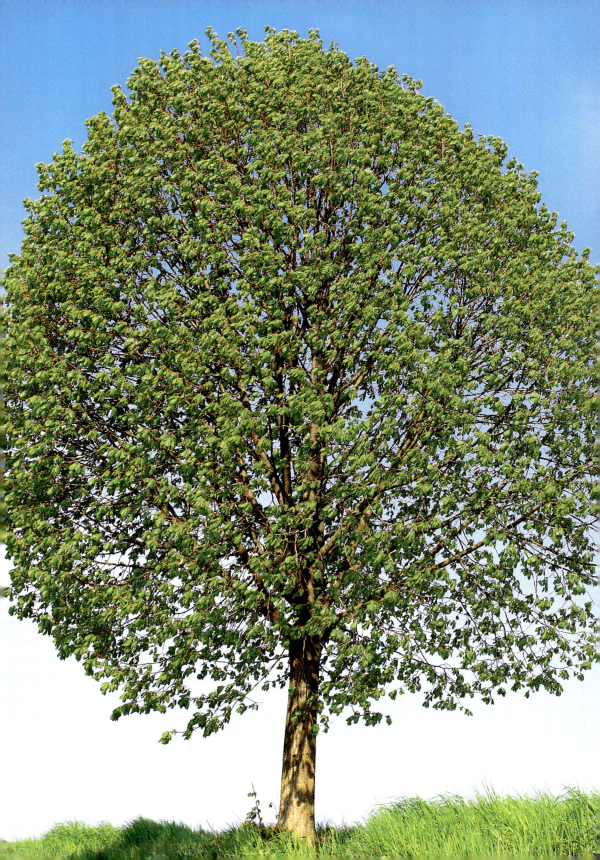

PAPPEL

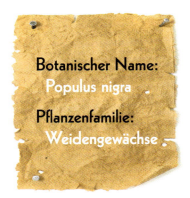

Botanischer Name:
Populus nigra

Pflanzenfamilie:
Weidengewächse

Pappeln sind anhand ihrer hohen und schlanken Form leicht zu erkennen und gehören zu den am schnellsten wachsenden Bäumen. Dadurch ist ihr Holz sehr weich und wird unter anderem für die Herstellung von Streichhölzern verwendet. Sie wachsen gerne in Mittel- und Südeuropa, bevorzugt entlang von Flüssen. Im Frühjahr trägt der Baum im oberen Bereich die Pappelkätzchen, und an den Spitzen bilden sich die Pappelknospen. Bei den alten Griechen wurde die Pappel wegen ihrer hohen, schlanken Form als Antenne zum Kosmos und zur Unterwelt verehrt.

Bereits seit der Antike wurde die Pappel als heilkräftiger Baum geschätzt. Hildegard von Bingen riet, andere Heilmittel mit dem Saft von Pappeln zu mischen, da dies die Heilwirkung erhöhe. Bevorzugt werden die Knospen in der Heilkunde verwendet. Man kann sie als Tee zubereiten und gegen Entzündungen aller Art einnehmen. Die Pappelsalbe ist ein Heilmittel gegen Wunden und Schmerzen im Gelenkbereich. Bereits der bedeutende griechische Arzt Galen hat im Altertum Pappelsalbe verordnet.

Verwendete Pflanzenteile:
Knospen, Blüten, Blätter

Heilbereiche:
Fieber, Blähungen, Sodbrennen, Blasenleiden, Prostatabeschwerden, Sonnenbrand, Wunden, Verbrennungen, Verstauchungen, Verrenkungen

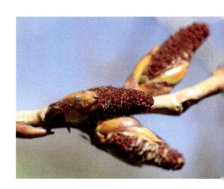

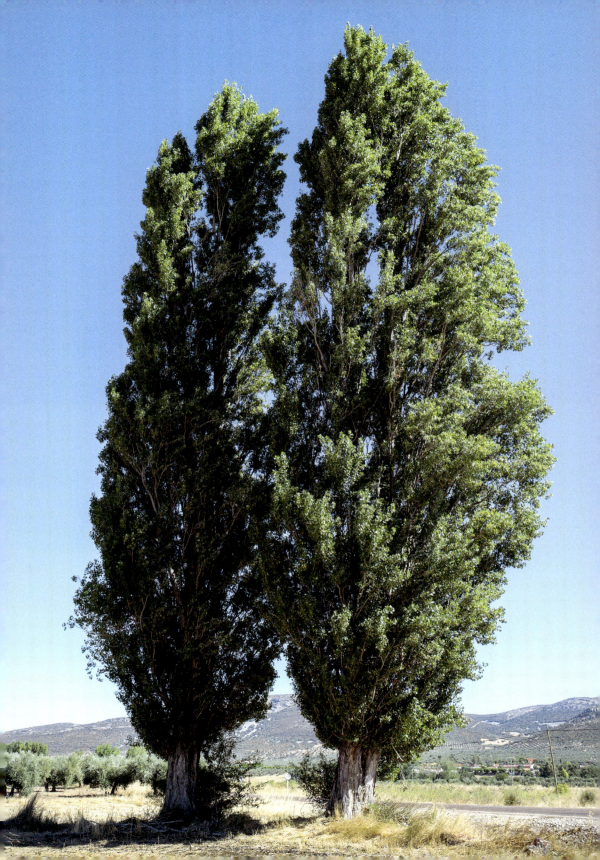

TANNE

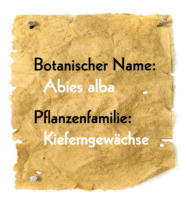

Botanischer Name:
Abies alba

Pflanzenfamilie:
Kieferngewächse

Die Tanne wurde als „König des Waldes" verehrt und wird traditionell als Christbaum verwendet. Die Gräber von Verstorbenen werden zu Allerheiligen mit Tannenzweigen geschmückt. Die Tanne galt schon immer als Sinnbild von Hoffnung und Stärke. Der frische Duft der Tanne hellt die Stimmung auf und verhilft zu einem wachen Verstand.

Aufgrund ihres majestätischen Wuchses galt sie bereits in alten Zeiten als Heilbaum. Die Menschen verwendeten einen Aufguss der frischen Tannentriebe gegen Frühjahrsmüdigkeit, Atemwegserkrankungen und zur Blutreinigung. Die Nadeln und das Harz wurden gegen Zahnfleischbluten gekaut. Pfarrer Kneipp empfahl den Sirup aus Tannenwipfeln als probates Mittel bei Verschleimung und Husten. Außerdem riet er dazu, eine Tanne als Topfpflanze im Zimmer aufzustellen, da dies die Lungen stärken würde.

Verwendete Pflanzenteile:
Triebspitzen, Nadeln, Harz, Zapfen

Heilbereiche:
Bronchitis und Atemwegserkrankungen, Erkältungen, Grippe, Zahnfleischbluten, Rheuma, Durchblutungsstörungen, Frühjahrsmüdigkeit

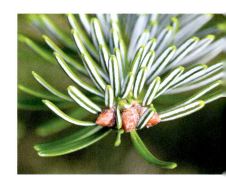

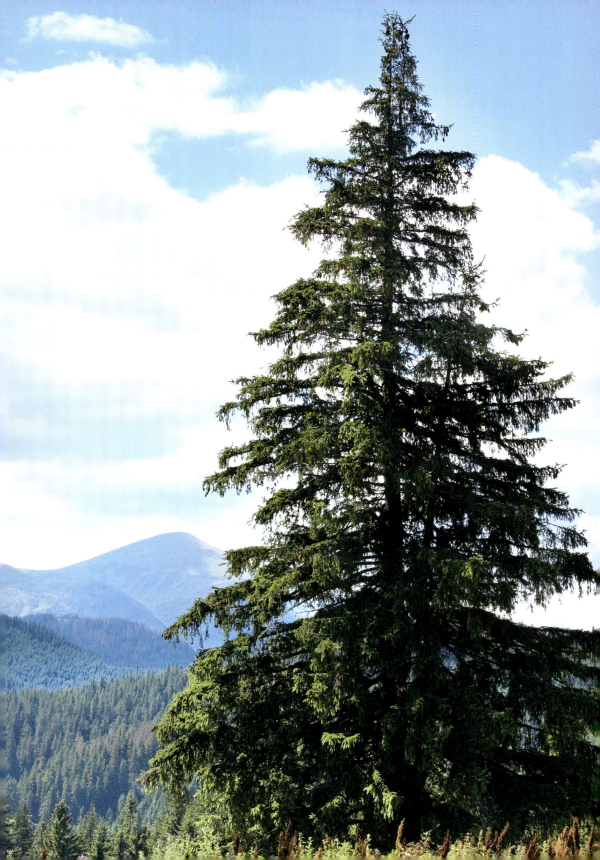

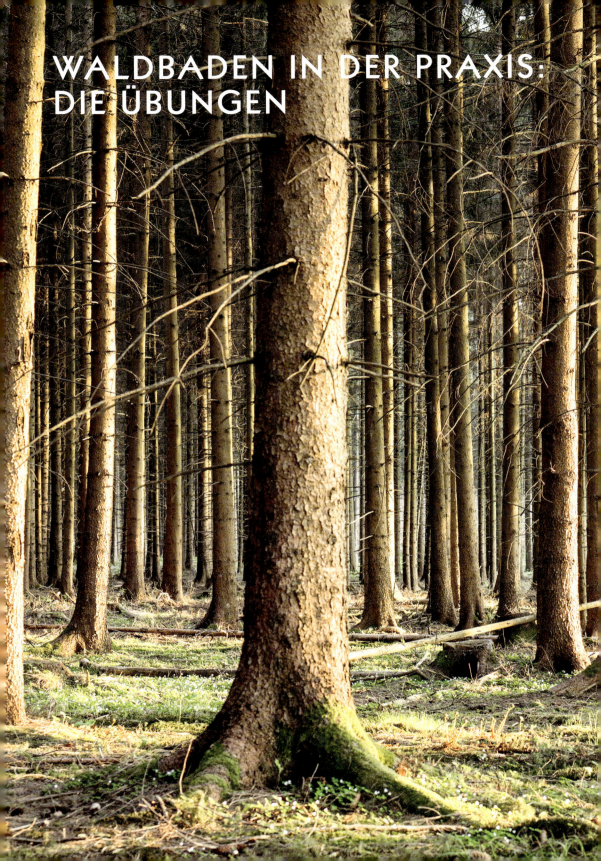

WALDBADEN IN DER PRAXIS: DIE ÜBUNGEN

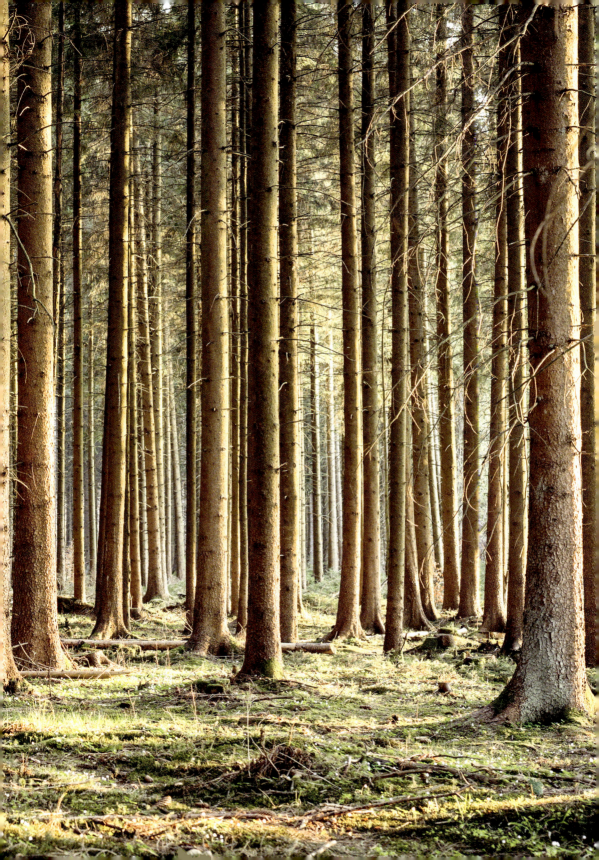

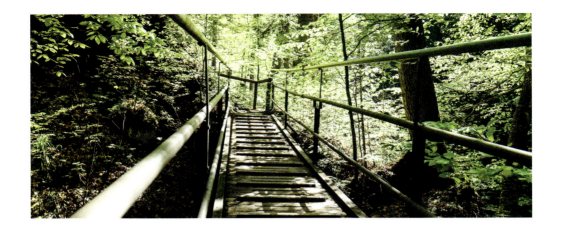

DER EINSTIEG IN EIN ENTSPANNTES LEBEN

Sie lesen dieses Buch, weil Sie etwas verändern wollen in Ihrem Leben. Vielleicht weil Sie sich gestresst fühlen, unzufrieden sind mit Ihrer momentanen Lebenssituation oder weil Sie sich in Ihrem Körper unwohl fühlen. Aber es reicht nicht, das Buch einmal durchzulesen, kurz einen Waldspaziergang zu machen und alles ist plötzlich – wie durch Hexerei – viel besser geworden. Um Zeit zu gewinnen, muss man Zeit investieren. Nehmen Sie sich diese Zeit für sich und für ein zukünftig entspannteres und ausgeglicheneres Leben. Machen Sie sich bewusst, welches Ziel Sie erreichen wollen, und schreiben es groß auf die erste Seite Ihres persönlichen Tagebuchs (ab Seite 148). Formulieren Sie das Ziel positiv. Nicht „Ich will weniger gestresst sein", sondern „Ich will ein entspanntes und ausgeglichenes Leben führen." Kein Ziel „weg von …", sondern ein „hin zu …"!

Damit der Begriff Stress für Sie transparenter wird, erhalten Sie im nächsten Kapitel eine Erläuterung zu seiner Entstehung und Auswirkung. Auch mit dem Thema Achtsamkeit beschäftigen wir uns in einem eigenen Kapitel. Dann folgen die Übungen. Die einzelnen Übungen sind ein Grundprogramm, das Sie einführt in verschiedene Entspannungs- und Achtsamkeitstechniken. Ich empfehle Ihnen, die Übungen beim ersten Mal möglichst genau so durchzuführen, wie sie geschrieben stehen, und mit der Übung für die fünf Sinne zu beginnen. Absolvieren Sie diese an aufeinanderfolgenden Tagen und machen dann mit den

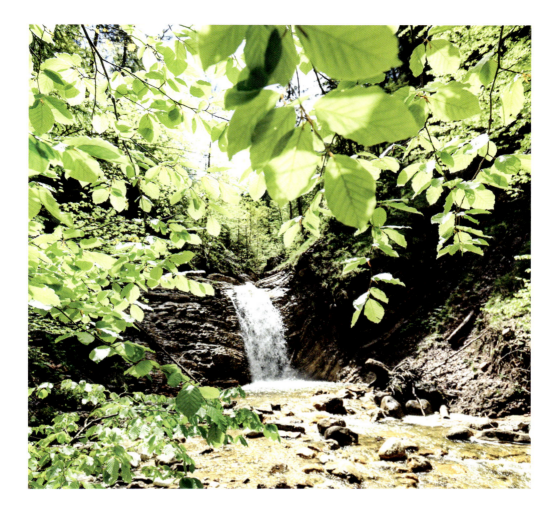

Körperübungen weiter. Alle Übungen sind einzelne Bausteine, aus denen Sie sich Ihre ganz persönliche Entspannungsübung zusammenstellen können. Nur bei regelmäßigem Training der Techniken können sich Körper und Geist auf die Entspannung einstellen. Um auch außerhalb des Waldes die heilenden Duftstoffe von Fichte, Kiefer und Co. nutzen zu können, erläutere ich Ihnen die Verwendung und Wirkung ätherischer Öle und stelle Ihnen Mischungen vor, die nicht nur bei der Duftmeditation zum Einsatz kommen.

In Ihrem persönlichen Tagebuch können Sie fortlaufend einzelne Gedanken, innere Bilder und Gefühle notieren. Dieses Tagebuch ist ein wesentliches Werkzeug, um Ihre persönlichen Fortschritte zu dokumentieren. Sie werden erstaunt sein, wie viel sich zum Positiven wendet. Halten Sie sich in Ihrem Kalender einen festen Tag in der Woche frei, um in den Wald zu gehen. Und Sie werden feststellen, dass es Ihnen, je mehr Zeit Sie sich nehmen und je intensiver Sie trainieren, immer leichter fallen wird, Situationen, die Sie zuvor noch gestresst haben, gelassen hinzunehmen.

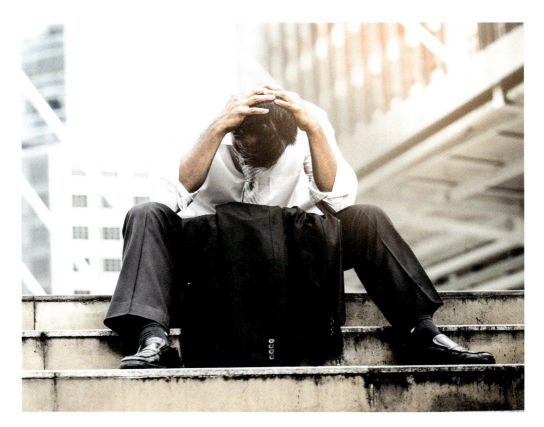

Stress und seine Folgen

Bevor wir in den Wald gehen, unsere Übungen absolvieren und uns auf den Weg in ein entspanntes, gelassenes und ausgeglichenes Leben machen, schauen wir uns an, was sich hinter dem omnipräsenten Begriff „Stress" verbirgt, was er für gesundheitliche Folgen haben kann und warum Entspannung und Achtsamkeit so wichtig sind. „Ich bin so gestresst!", sagen wir oft, wenn die ständigen Anforderungen zu viel werden, oder: „Das stresst mich jetzt", wenn ein plötzliches Problem auftaucht. Stress und seine Symptome sind in unserem Alltag allgegenwärtig. Laut einer Studie der Krankenkassen fühlen sich sechs von zehn Menschen gestresst und jede dritte Krankschreibung erfolgt stressbedingt! Das Thema Burn-out ist ein Dauerbrenner in den Medien.

Aber was genau ist Stress eigentlich?

Stress ist eine unwillkürliche Reaktion des menschlichen Organismus auf Reize, die aus der Umwelt oder aus dem Inneren des Menschen selber stammen. Gleichwohl ist er unentbehrlich für das Überleben des Menschen. Bei unseren Vorfahren sorgte er dafür, dass sie in einer gefährlichen Situation nicht in der Höhle sitzen blieben, sondern kämpften oder flüchteten. Auch im modernen Leben sind wir auf die Stressreaktion unseres Körpers angewiesen. Beispielsweise wenn eine schnelle Reaktion im Straßenverkehr notwendig ist, bei Prüfungssituationen oder bei sportlichen Wettkämpfen. Stressreize erhöhen bei Gefahr die Aufmerksamkeit, bewirken einen kurzen Alarmzustand und der Organismus wird vorübergehend aktiviert. Je mehr Stresshormone unser Körper ausschüttet, umso größer ist unsere Aufmerksamkeit. Sobald allerdings der Stress das optimale Maß übersteigt und nach der konkreten Belastungssituation keine Erholungsphase folgt, sinken Aufmerksamkeit und Gedächtnisleistung rapide ab. Positiver Stress ist ein ausgewogenes Wechselspiel von Leistung und Erholung, von Anspannung und Entspannung. Wenn die einzelnen Stressreize nicht mehr adäquat verarbeitet werden können, macht Stress krank! Reizüberflutung versetzt Körper und Seele in Daueralarm, und Erholungs- bzw. Entspannungsphasen sind zu kurz oder fehlen ganz. Dauerstress verändert Körper, Geist, Psyche und Gehirn, da durch unentwegte „Stressbefeuerung" in unserem Blut Energie freigesetzt wird und sich unser Organismus daher in einem ständigen Kampf- oder Fluchtmodus befindet.

Was kann Stress auslösen?

Stress wird durch Stressreize, in der Fachsprache „Stressoren" genannt, ausgelöst. Ein klassischer Auslöser ist eine andauernde Überforderung bei der Arbeit und im Alltag. Aber auch Unterforderung stresst und kann zum „Bore-out"-Syndrom führen.

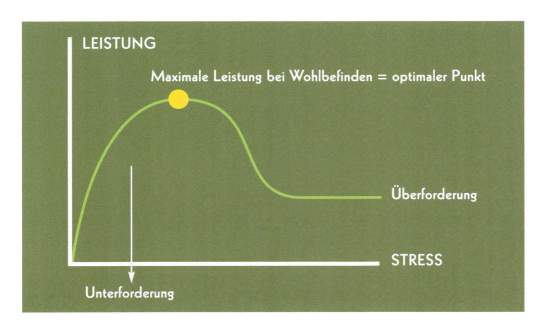

Wenn die Anforderungen immer mehr, die Erholungsphasen immer kürzer werden und keine echte Entspannung mehr stattfindet, bewegt man sich in einer Spirale, die immer enger wird.

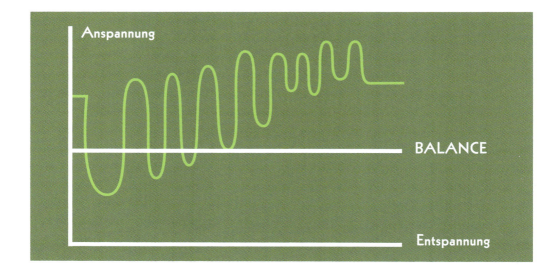

Am Arbeitsplatz kann nicht nur Über- oder Unterforderung Stress auslösen, sondern auch mangelnde Kommunikation, Zeit- und Termindruck, Mobbing, Probleme mit Kollegen oder Vorgesetzten und mangelnde Anerkennung. Im familiären Umfeld sind Stressoren wie Doppelbelastung von Arbeit und Familie, ein Leben auf zu engem Raum für zu viele, Patchworksituationen und finanzielle Belastungen oftmals der Auslöser für Stressreaktionen. Immer häufiger sind Zivilisationsstressoren Schuld am Dauerstress. Ständige Reizüberflutung durch immer mehr Medienkanäle, pausenlose Erreichbarkeit, aber auch durch den Druck, sich in der dauernd wachsenden Zahl von Social-Media-Netzwerken stets gut aussehend, stark und erfolgreich präsentieren zu müssen, führt zu einer Überforderung, die bis zu einem Zusammenbruch führen kann. Darüber hinaus können körperliche Stressoren wie Krankheit, Übergewicht, chronische Schmerzen und Behinderung eine Stressreaktion auslösen.

Wie wird Stress vom Menschen wahrgenommen?

Das Stressempfinden ist bei jedem Menschen anders. Inwiefern Reize als Stressoren erlebt werden, hängt von der eigenen Bewertung, der persönlichen Erfahrung, der Konstitution und den erlernten Be-

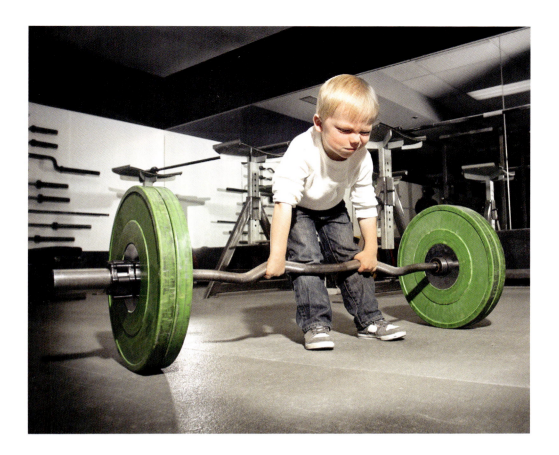

wältigungsstrategien ab. Was der eine Mensch als besondere Belastung empfindet, sieht ein anderer als normal an. Wo der eine aufgibt, empfindet der andere die Situation als Herausforderung und mobilisiert erst recht seine Kräfte. Ein wichtiger Faktor, wie Stress wahrgenommen wird, hängt von erlernten und vorgelebten Glaubenssätzen in der Kindheit ab. Wenn man als Kind ständig Sätze hört wie „Das schaffst du eh nicht," oder „Du kannst das nicht", speichert man diese unweigerlich in seinem Unterbewusstsein ab und entwickelt dadurch eine stressverstärkende Haltung. Diese zeigt sich darin, in allem perfekt sein zu wollen, jedem gerecht werden zu wollen, nicht nein zu sagen, wenn es die Situation erfordert, und Kritik immer persönlich zu nehmen.

Je stärker sich Menschen mit dieser Haltung in das stressverstärkende Denkspiel hineinsteigern, desto enger wird ihre persönliche Spirale und desto mehr werden die Stressoren verallgemeinernd. Einem meiner Klienten, der beruflich sehr erfolgreich war, platzte ein fest zugesagter Geschäftsabschluss. Dies warf ihn so aus der Bahn, dass er daraus ableitete: „Ich habe den Geschäftsabschluss vermasselt, ich bin schlecht in meinem Job, eigentlich kann ich gar nichts!"

Die stresserzeugende Einstellung zeigt sich auch in Sätzen wie „Die andern sind besser/schöner/intelligenter als ich", „Ich bin für alles verantwortlich", „Es ist wichtig, dass ich immer die volle Kontrolle über alles habe", „Je weniger ich von mir zeige, desto unangreifbarer bin ich." Kontrollverlust, Leistungsdruck, Ohnmachtsgefühle, Verlustangst und Konflikte, um nur einige zu nennen, lösen auf Dauer Reaktionen wie Gereiztheit, Aggressionen, Weinerlichkeit, Verzweiflung und vieles mehr aus und führen zu einer chronischen Erkrankung.

Wie reagiert nun unser Körper auf Stress?

Stress macht krank, dass ist schon lange bekannt. Ein zu hoher Stresspegel kann im Blut nachgewiesen werden, denn Stresssignale führen zur Ausschüttung der Stresshormone Adrenalin, Noradrenalin und Cortisol. Ein erhöhter Cortisolspiegel gilt als einer der Indikatoren für Stress.

Kurzfristige Beschwerden

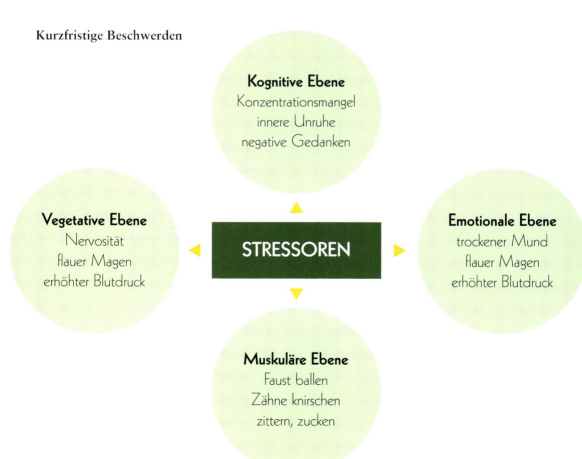

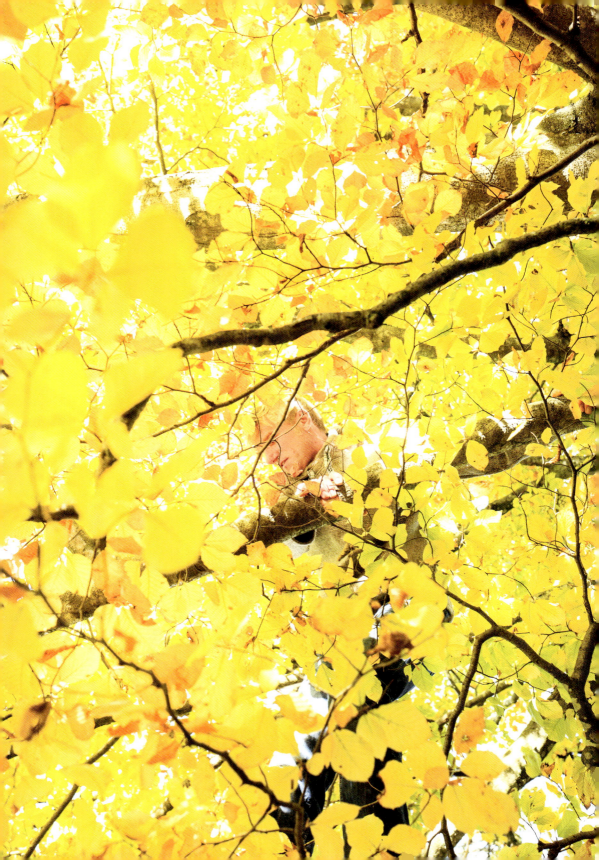

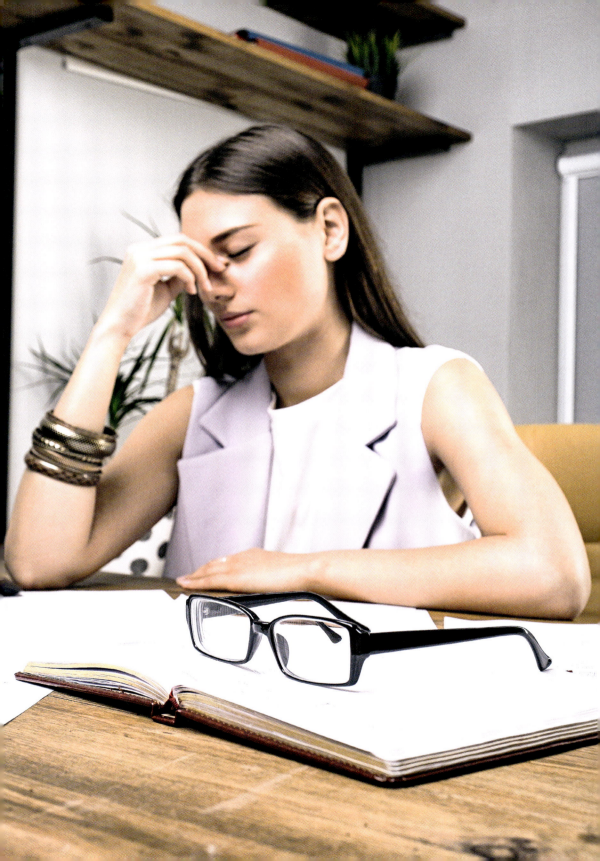

Chronische Beschwerden

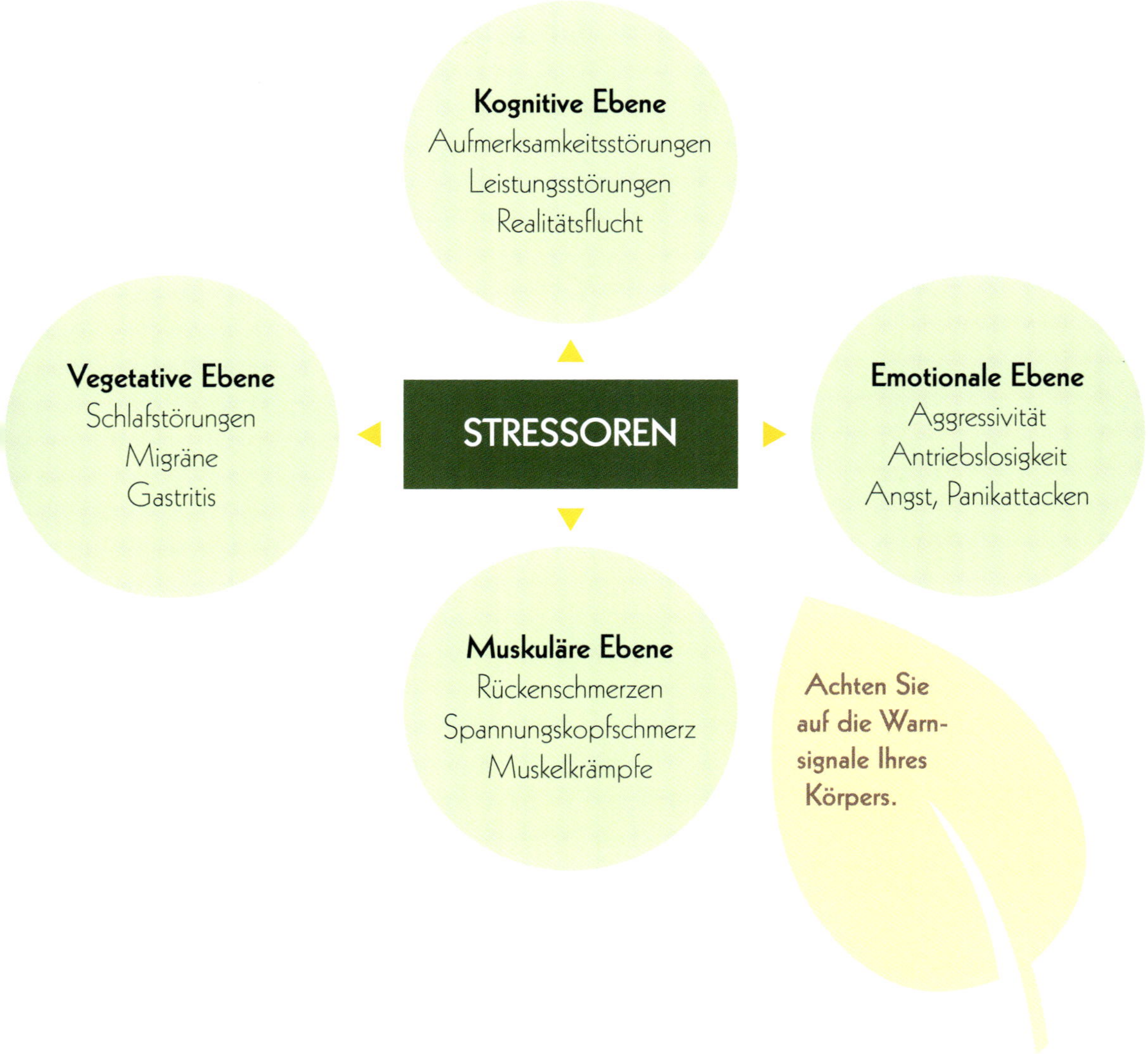

Kognitive Ebene
Aufmerksamkeitsstörungen
Leistungsstörungen
Realitätsflucht

Vegetative Ebene
Schlafstörungen
Migräne
Gastritis

STRESSOREN

Emotionale Ebene
Aggressivität
Antriebslosigkeit
Angst, Panikattacken

Muskuläre Ebene
Rückenschmerzen
Spannungskopfschmerz
Muskelkrämpfe

Achten Sie auf die Warnsignale Ihres Körpers.

Wie kommt es zu einem Burn-out-Syndrom?

Bei überdosiertem und/oder lang anhaltendem Stress entsteht das Gefühl des Ausgebranntseins, das mit angespannter und gereizter Erschöpfung einhergeht. Der Betroffene leidet unter psychosomatischen Beschwerden und einer zunehmenden Leistungsunfähigkeit.

Die amerikanischen Wissenschaftler Herbert Freudenberger und Gail North haben die Entwicklung des Burn-out-Syndroms als einen Prozess in zwölf Phasen beschrieben.

Phase 1 – Der Zwang sich zu beweisen
Phase 2 – Verstärkter Einsatz
Phase 3 – Vernachlässigung eigener Bedürfnisse
Phase 4 – Verdrängung von Bedürfnissen und Konflikten
Phase 5 – Umdeutung von Werten
Phase 6 – Verstärkung und Verleugnung von Problemen
Phase 7 – Rückzug
Phase 8 – Deutliche Verhaltensänderung
Phase 9 – Verlust des Gefühls für die eigene Persönlichkeit
Phase 10 – Innere Leere
Phase 11 – Depression
Phase 12 – Völlige Burn-out-Erschöpfung

Bis zur Phase 6 können sich die Betroffenen noch selbst helfen, danach hilft nur noch eine Therapie oder ein Klinikaufenthalt!

Was kann ich dagegen tun, damit es nicht soweit kommt?

Analysieren und verändern Sie Ihre stressauslösenden Reize nach den in der unteren Tabelle stehenden Gesichtspunkten:

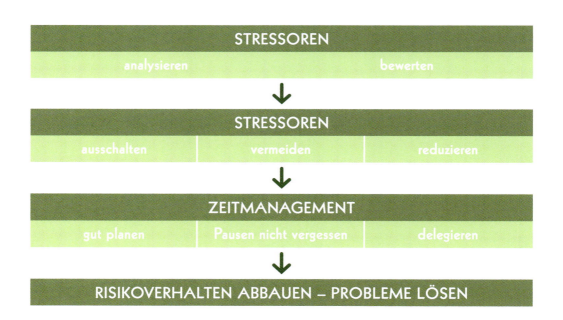

Bewerten Sie die Stressreaktionen um und verändern so ein stressförderndes Denkmuster.

> Nur an 10 Prozent der Stressreaktion ist die eigentliche Situation schuld. 90 Prozent liegt an einer negativen Stressbewertung im Kopf!

Um sich schwierigen Situationen weniger ausgeliefert zu fühlen, helfen folgende mentale Bausteine:
1. Verringern Sie Ihren Perfektionismus, die hohen Ansprüche an sich selbst. Versuchen Sie nicht immer alles unter Kontrolle haben zu müssen!
2. Betrachten Sie Schwierigkeiten, die auftauchen, als Herausforderung. Denken Sie an Probleme, die Sie in der Vergangenheit schon gemeistert haben.
3. Gehen Sie auf Distanz zu dem stressauslösenden Ereignis. Fragen Sie sich, wie werde ich in einer Woche/einem Monat darüber denken, das relativiert das Geschehen.
4. Vermeiden Sie Übergeneralisierung wie „immer/nie/alle/sicher/keiner" und katastrophisierende Gedanken „schrecklich/entsetzlich/unerträglich". Verfallen Sie nicht in Schwarz-Weiß-Denken, sondern richten Sie den Blick auf Dinge, die funktionieren und schön sind.

Um eine langfristige Veränderung in Körper und Seele herbeizuführen, ist ein regelmäßiges und bewusstes Entspannungstraining notwendig. Spontanentspannung wie Musik hören, schlafen, ein Bad nehmen bringen nur kurzfristige Erholung. Entspannung bedeutet nicht relaxen, sondern muss geübt und trainiert werden. Regelmäßige Entspannungseinheiten sind ein wohltuendes Gleichgewicht zu Stress und Anspannung.

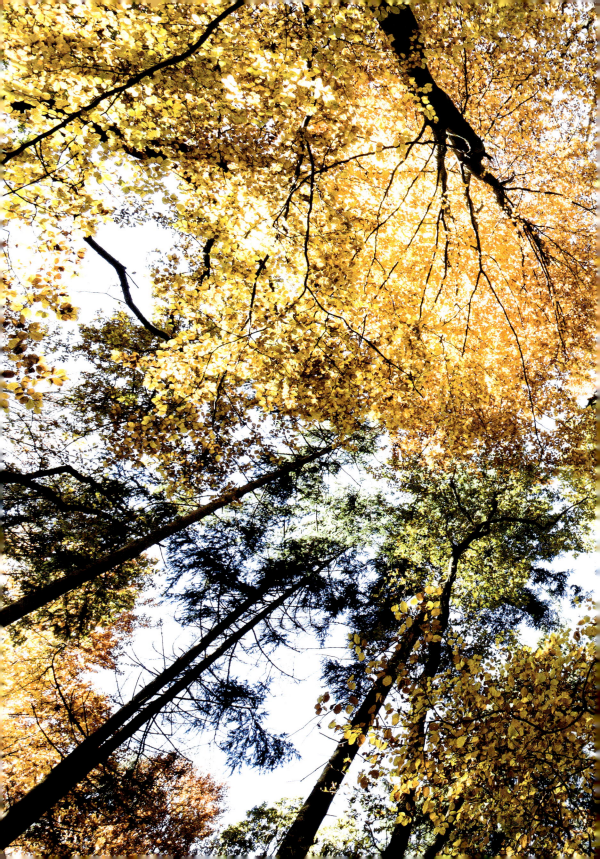

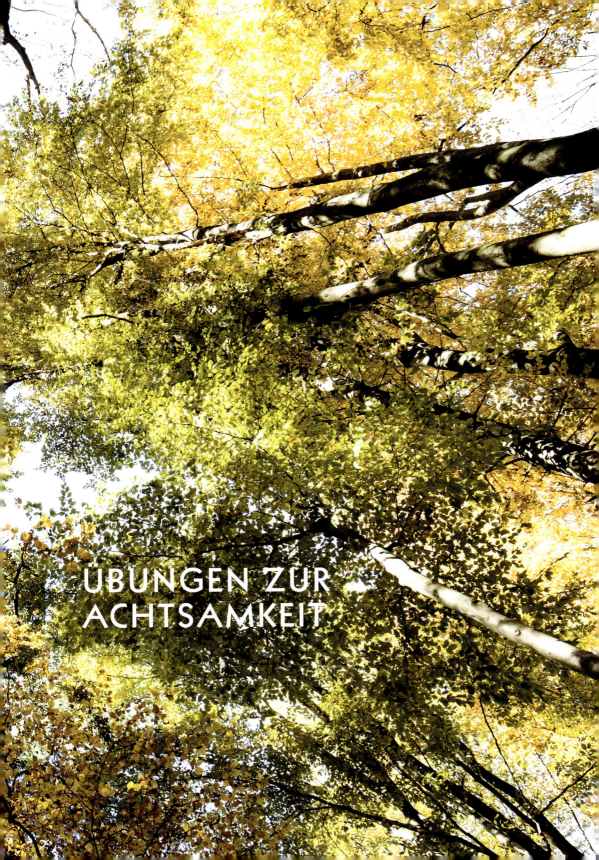

ACHTSAMKEIT

Jeder kennt die Situation, man fährt eine lange Strecke mit dem Auto und plötzlich ist man angekommen, ohne die Fahrt bewusst wahrgenommen zu haben. Oder man schaut einen Film an, ohne dem Handlungsstrang bewusst zu folgen, da die Gedanken ganz woanders sind. Psychologen haben berechnet, dass wir knapp die Hälfte unserer wachen Lebenszeit mit unseren Gedanken ungewollt abschweifen. Wenn unser Geist in ständigen Grübeleien, Ängsten und Sorgen versinkt, steigt die Gefahr, sich in einer Gedankenspirale zu verlieren und chronische Stresserkrankungen zu bekommen. Das Gegenmittel ist ein gezieltes und kontinuierliches Achtsamkeitstraining.

Woher kommt das große Interesse an Achtsamkeit?

Ursprünglich stammt der Begriff Achtsamkeit aus dem Buddhismus. Dort wurde durch Meditation die Achtsamkeit im Alltag gesteigert. Erst in den späten 1970er Jahren wurde von Psychologen und Medizinern ein Behandlungsprogramm zur achtsamkeitsbasierten Stressbewältigung entwickelt. Mit diesem Programm, genannt MBSR (Mindfulness-Based Stress Reduction), lassen sich laut zahlreicher Studien Krankheitsbilder wie Depressionen, Angstzustände oder chronische Schmerzen erfolgreich behandeln. Seit einigen Jahren nun ist Achtsamkeit ein in den Medien beinahe schon inflationär benutzter Begriff, denn in Zeiten der Reizüberflutung, Stress, Hektik und Überforderung wächst die Sehnsucht nach Entschleunigung und den einfachen Dingen des Lebens.

Wie funktioniert das, achtsam sein?

Zuallererst muss man „da" sein, d. h. präsent in jedem Augenblick. Achtsamkeit bedeutet, die eigenen Gedanken auf den Moment zu konzentrieren und ihn zu erleben, ohne ihn zu bewerten oder sich emotional davon fortreißen zu lassen. Vereinfacht ausgedrückt heißt es, sich selbst und den Dingen um sich herum eine erhöhte Aufmerksamkeit zu schenken. Das klingt zunächst einfach, aber im Alltagstrubel und angesichts der hohen Anforderungen, die von außen an uns gestellt werden, verliert man sich selbst und seine Bedürfnisse schnell aus den Augen. Wie schnell passiert es, dass man eine Arbeit erledigt, und in Gedanken ist man schon beim nächsten Projekt. Oder man macht einen Spaziergang und grübelt

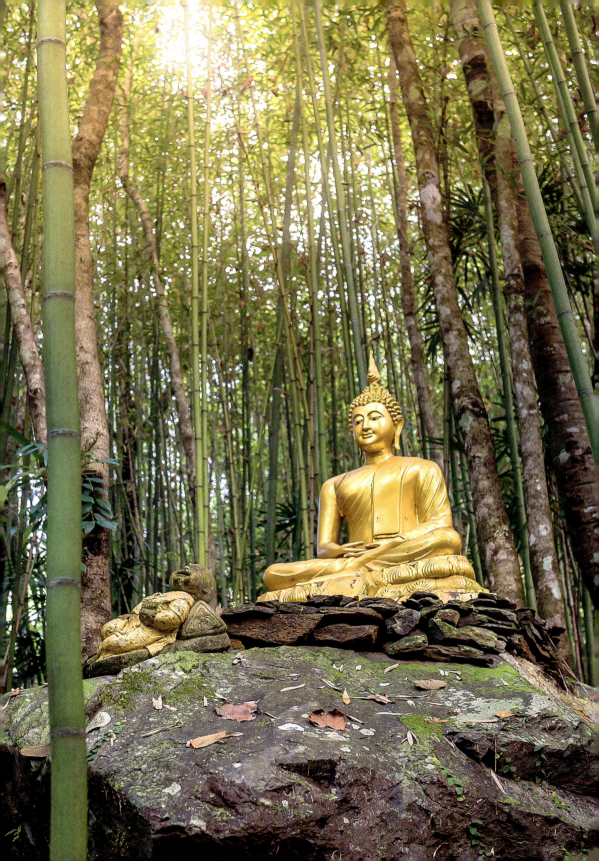

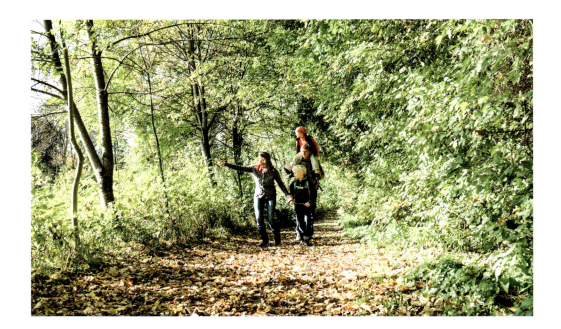

dabei über Probleme. Seien Sie bei allem, was Sie tun, ganz im Hier und Jetzt. Hetzten Sie nicht durch das Leben, sondern genießen Sie bewusst jeden Augenblick. Kosten Sie jeden Moment Ihres Lebens aus. Vertrauen Sie auf sich, auf Ihr Können und Ihre Ressourcen. Sie haben in der Vergangenheit vieles erreicht, Sie werden geliebt, man bringt Ihnen Wertschätzung entgegen. Holen Sie sich diese positiven Dinge Ihres Lebens bewusst in die Erinnerung und geben ihnen den Stellenwert, den sie verdienen. Schöpfen Sie Kraft aus den positiven Erlebnissen Ihres Lebens. Halten Sie sich nicht an den Negativen auf. Hadern Sie nicht mit negativen Erlebnissen Ihrer Vergangenheit. Wir können die Vergangenheit nicht ändern, aber wir können den Blickwinkel, aus dem wir sie betrachten, ändern. Lassen Sie los, was vorbei ist, und konzentrieren Sie sich auf die Gegenwart und die Zukunft. Nehmen Sie an, was das Leben an Sie heranträgt, und verzweifeln Sie nicht an Situationen, die ausweglos erscheinen. Bei einer offenen Herangehensweise an Probleme lassen sich potentielle Lösungen rascher erkennen, und man verschließt sich nicht mit einer negativen Grundhaltung.

Die richtige Atmung

Ein wichtiges Element bei allen Achtsamkeits- und Entspannungsübungen ist die richtige Atmung. Ihr Atem ist ein Seismograph für Ihren inneren Zustand. Wenn Sie wütend sind, kann der Atem schnell und heftig werden, haben Sie Angst, wird Ihr Atem flacher. Bei allen andern vegetativen Elementen, die mit Gefühlen einhergehen, können Sie nicht aktiv dagegen steuern. Ob Herzrasen, kaltschweißige Hände, Erröten – Sie können nichts dagegen unternehmen. Lediglich über Ihre Atmung können Sie wieder Kontrolle über Ihren Körper erlangen. Daher hat die richtige Atmung bei den einzelnen Übungen eine zentrale Bedeutung und die Atemanleitungen werden immer wieder wiederholt, bis Sie darin geschult sind, auf Ihren Atem zu achten.

Bevor es losgeht mit den Übungen ...

... gebe ich Ihnen auf Ihrem Weg in den Wald noch einige Hinweise mit.

Da der Wald ein besonderer und schützenswerter Lebensraum ist, ist es wichtig, einige Regeln zu beachten:

* Der Wald ist der Lebensraum vieler Tiere. Vermeiden Sie daher unnötigen Lärm und verhalten sich ruhig und rücksichtsvoll und vermeiden unnötigen Lärm.
* Schonen sie die Bäume und Pflanzen. Bereits kleine Schnitte in die Rinde eines Baumes können diesen verletzen, und es können Krankheitserreger und Schädlinge eindringen und den Baum schädigen.
* Zünden sie niemals ein offenes Feuer im Wald an!

Hier noch einige Empfehlungen für Ihre Waldübungen:

* Gehen Sie ausschließlich in Waldgebiete, in denen Sie sich gut auskennen, oder in Begleitung einer ortskundigen Person.
* Niemals bei Gewitter im Wald aufhalten!
* Bei Baumfällarbeiten im Wald ist erhöhte Vorsicht geboten!
* Tragen Sie witterungsfeste Kleidung und bequemes Schuhwerk.
* Das Handy ist im Wald tabu und ausgeschaltet!

Beim Fotografieren der Übungen war der Wald tief verschneit. Sie sehen also, dass das Waldbaden nicht nur bei schönem Wetter und sommerlichen Temperaturen praktiziert werden kann, sondern (mit der richtigen Kleidung) das ganze Jahr und bei jeder Witterung.

Die Fünf-Sinne-Übung

In den folgenden Übungen lernen Sie, Ihre Sinne gezielt zu nutzen und einzusetzen. Wir werden die Sinne Riechen/Atmen – Sehen – Fühlen – Hören – Schmecken zuerst einzeln schulen und sie dann in einer Gesamtübung zusammenfassen. Lernen Sie wieder mit allen Sinnen zu genießen.

Sowohl durch die DU-Ansprache als auch durch die Einstiegswiederholungen bei der Anleitung werden die einzelnen Schritte der Übungen noch wirkungsvoller in Ihrem Unterbewusstsein verankert.

Riechen/Atmen

Heute beginnt deine erste Übung im Wald. Vergewissere dich, dass dein Handy aus ist, und freue dich auf den wunderbaren Weg, der vor dir liegt.

- Mache beim Betreten des Waldes deinen Kopf frei von allem, was vor dir liegt, und mit allem, was dich aus der Vergangenheit belastet.
- Bevor du beginnst, horche in dich hinein und spüre, wie du dich fühlst. Nimmst du eine Anspannung wahr?
- Beginne deinen Weg in deinem eigenen Rhythmus und Tempo.
- Atme ruhig und gleichmäßig.
- Du gehst Schritt für Schritt in einem gleichmäßigen Tempo und genauso gleichmäßig atmest du ein und wieder aus.
- Absolviere dies so lange, wie es sich für dich richtig anfühlt.
- Du spürst, wie dein Herzschlag ruhig und gleichmäßig wird, und je tiefer du in den Wald eindringst, desto mehr fallen alle Sorgen und Verpflichtungen von dir ab.
- Nimm beim nächsten Atemzug bewusst die Düfte des Waldes wahr. Was riechst du? Einen warmen, holzigen Duft frisch gefällter Baumstämme? Den erdigen Geruch von feuchtem Moos? Ein liebliches Bukett wilder Waldblumen? Versuche die einzelnen Aromen zu erschnuppern.
- Welches Gefühl kommt in dir hoch, wenn du die Düfte riechst?
- Welches Bild kommt in deine Gedanken?
- Atme dabei tief die heilkräftigen ätherischen Öle des Waldes ein.
- Wenn du auf deinem Weg einzelne Bäume oder Blumen siehst, die ein besonderes Duftaroma haben, gehe hin, schließe die Augen, atme den Duft ganz intensiv ein und speichere ihn.
- Gehe weiter deinen Weg und achte auf deinen Atem.
- Suche dir einen Platz, an dem du dich wohlfühlst und an dem du dich mit dem Rücken anlehnen kannst. Das kann ein Baum sein, an dessen Stamm du dich im Stehen oder Sitzen lehnst, oder eine Bank. Du kannst dich auch frei im Schneidersitz auf einer sonnigen Waldlichtung niederlassen.
- Lege beide Hände auf deine Knie. Die rechte Handfläche ist offen, die linke Hand zur Faust geballt.
- Schicke nun deinen Atem durch den Körper: Atme über die rechte, geöffnete Hand ein, schicke deinen Atem über den rechten Arm durch deinen Kopf und atme über den linken Arm

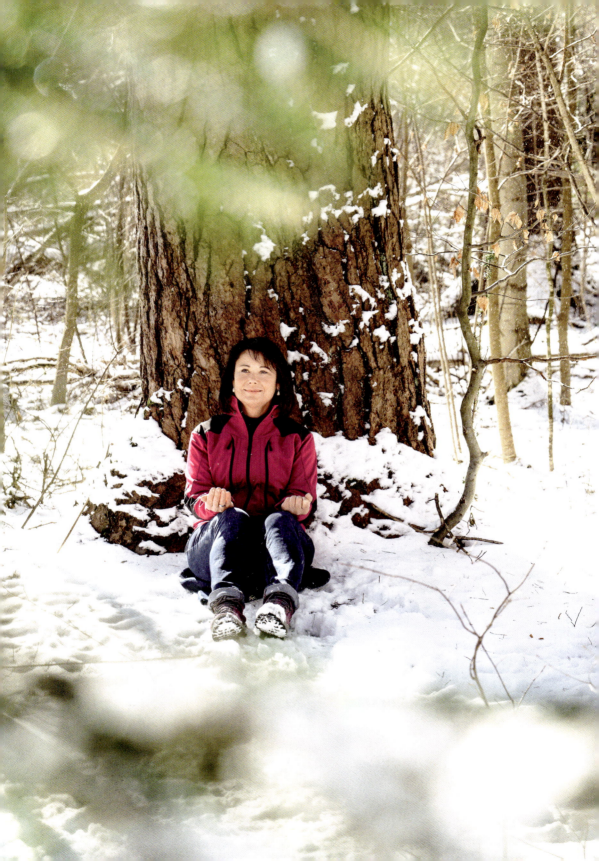

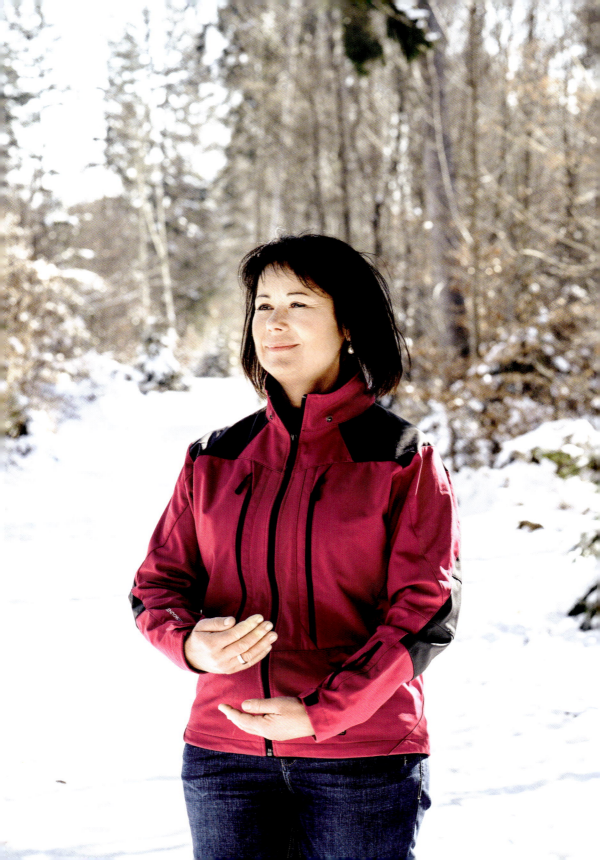

in deine linke Hand aus. Dabei öffnet sich die Faust der linken Hand, gleichzeitig schließt sich die rechte Hand zur Faust.
- Nun schicke den Atem wieder zurück: einatmen über die geöffnete Hand, ausatmen über die Faust.
- Konzentriere dich ganz auf deinen Atem. Schließe die Augen und spüre dem Weg deines Atems durch deinen Körper nach.
- Wiederhole diese Übung mehrmals.
- Dein Atem ist nun ruhig und gleichmäßig.
- Gehe nun deinen Weg weiter oder zurück.
- Bei jedem Einatmen riechst du nun intensiv die verschiedenen Walddüfte. Diese sind je nach Jahreszeit völlig unterschiedlich. Im Frühling der leichte Duft junger Triebe, im Sommer das schwüle, schwere Aroma einzelner Blumen, im Herbst der leicht modrige Duft von Laub und im Winter die Ahnung von Schnee in der Luft.
- Bevor du den Wald wieder verlässt, nimm noch einmal die **positive Energie** in dir auf:

- Stelle dich hüftbreit hin und gehe leicht in die Knie.
- Sammle nun vor deinem Nabel mit kleinen öffnenden und schließenden Bewegungen der Hände die gute Energie ein, das Qi, und lasse sie in das Dantien fließen. (Das sogenannte Dantien bezeichnet den Energieschwerpunkt eines Menschen und befindet sich hinter dem Nabel.)
- Lege nun beide Hände übereinander auf dein Dantien.
- Verweile einen Augenblick, atme ruhig und spüre nach.

Übung aus dem Qi Gong

- Wenn du wieder zu Hause bist, notiere in dein Tagebuch, wie sich die Entspannung für dich anfühlt, welche Bilder und Gefühle sie bei dir ausgelöst hat, welchen Duft du besonders intensiv wahrgenommen hast.

Sehen

Dein zweiter Übungstag im Wald beginnt. Vergewissere dich, dass dein Handy aus ist, und freue dich auf den wunderbaren Weg, der vor dir liegt. Heute geht es um bewusstes Sehen. Natürlich „sieht" man immer, wenn man durchs Leben geht, aber durch zu viele Eindrücke verschwimmen die Bilder, und Einzelheiten können nicht mehr bewusst wahrgenommen werden. Der Wald durch sein, auf den ersten Blick, ablenkungsfreies Bild aus Bäumen und Sträuchern in den vorherrschenden Farben Grün und Braun bietet sich perfekt an, um wieder bewusstes Sehen zu üben. Entdecke Details und Feinheiten in der Waldwelt.

- Mache beim Betreten des Waldes deinen Kopf frei von allem, was vor dir liegt und was dich aus der Vergangenheit belastet.
- Bevor du beginnst, horche in dich hinein und spüre, wie du dich fühlst. Nimmst du eine Anspannung wahr?
- Beginne deinen Weg in deinem eigenen Rhythmus und Tempo.
- Atme ruhig und gleichmäßig.
- Du gehst Schritt für Schritt in einem gleichmäßigen Tempo und genauso gleichmäßig atmest du ein und wieder aus.
- Mit jedem Atemzug atmest du Entspannung und Ruhe ein und Anspannung wieder aus.
- Absolviere dies so lange, wie es sich für dich richtig anfühlt.
- Du spürst, wie dein Herzschlag ruhig und gleichmäßig wird. Je tiefer du in den Wald eindringst, desto mehr fallen alle Sorgen von dir ab.
- Lasse nun deinen Blick umherschweifen und schaue langsam von Baum zu Baum, von Strauch zu Strauch.
- Fixiere nun einen Baum, der dir besonders ins Auge fällt und der sich richtig für dich anfühlt.
- Gehe zu ihm und schaue ganz genau hin: Wie ist die Stammbeschaffenheit? Hat er Blätter oder Nadeln? Wie schauen sie aus?
- Wenn du ihn genau betrachtet hast, dann setze oder stelle dich unter den Baum und schließe die Augen.
- Lasse nun vor deinem geistigen Auge die vorhergehenden Betrachtungen wieder lebendig werden. Wie sah der Stamm genau aus? Die Blätter? Die Nadeln? Hast du es dir ganz genau angesehen und kannst es nun aus der Erinnerung beschreiben?
- Gehe nun weiter deinen Weg, achte auf deine Atmung und schaue weiterhin deine Umgebung genau an.

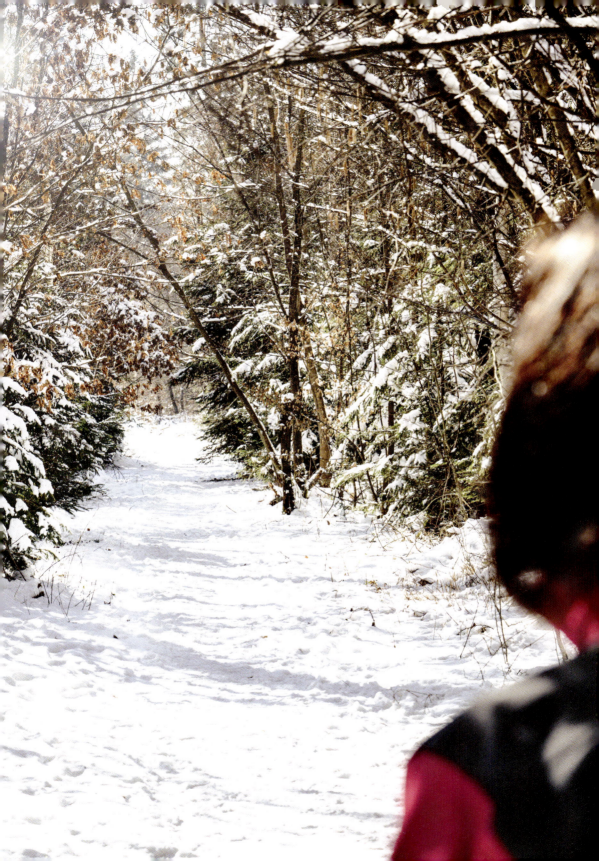

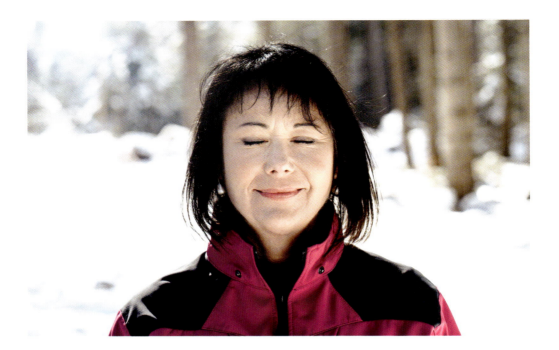

- Richte deinen Blick nach unten: Entdeckst du eine besondere Blume oder Pflanze am Rande des Weges? Betrachte sie genau und intensiv.
- Richte deinen Blick nach oben: Schaue, wie sich die Baumwipfel im Wind sanft wiegen. Entdecke das Blau des Himmels zwischen den Bäumen, vielleicht bahnt sich gerade ein Sonnenstrahl seinen Weg durch das Walddickicht.
- Gehe weiter und halte Ausschau nach deinem persönlichen Bild: Das kann eine einzelne Pflanze oder ein Blatt sein, ein Baum oder eine ganze Szenerie wie beispielsweise eine Baumgruppe an einem plätschernden Bach, die dich anspricht. Ein Bild, das du ganz besonders betrachtest, wobei du jede Einzelheit in dir aufnimmst.
- Schließe nun die Augen und rufe dieses Bild vor deinem inneren Auge ab, atme dabei ruhig und gleichmäßig und spüre die Entspannung, die sich in dir ausbreitet.
- Verankere nun das Bild zusammen mit dem Gefühl der Entspannung in deinem Gedächtnis.
- Wenn du nun in Zukunft dieses entspannte und gelassene Gefühl erfahren willst, schließe einfach die Augen, lasse dein Bild vor dir entstehen, kontrolliere deinen Atem und du wirst sofort ruhiger und ausgeglichener sein.
- Trete nun mit diesem Bild in dir den Rückweg an.
- Kurz bevor du den Wald verlässt, bleibst du an einer Stelle, die sich gut für dich anfühlt, stehen und schenkst dir **ein inneres Lächeln:**

- ❋ Schließe die Augen und achte auf deinen Atemfluss.
- ❋ Ziehe die Stirn in Falten, als ob du angestrengt über etwas nachdenkst. Nimm wahr, ob sich dein Atem verändert.
- ❋ Lasse jetzt ein Lächeln in deinem Inneren entstehen. Lächle in dich hinein. Spüre in dein Gesicht hinein. Hat sich etwas verändert? Nimm auch wieder deinen Atem wahr, ob sich hier etwas verändert hat.
- ❋ Schenke dir noch einen Moment dieses innere Lächeln und lasse das Lächeln langsam nach außen treten.
- ❋ Öffne langsam deine Augen.

„Das innere Lächeln" ist eine wichtige Übung aus dem Qi Gong. Bei einem Lächeln können Energien freier fließen und es tritt automatisch Entspannung ein. Durch ein Stirnrunzeln wird der Atemfluss blockiert, durch ein Lächeln löst sich die Blockade sofort auf.

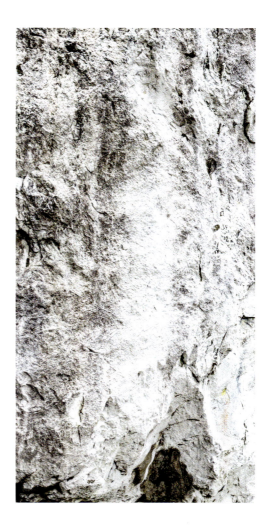

- ❋ Lächelnd und mit deinem persönlichen, jederzeit abrufbaren Entspannungsbild in dir gehst du nach Hause und notierst deine heutigen Erfahrungen und Gefühle in deinem Tagebuch.

Fühlen

Dein dritter Tag im Wald. Vergewissere dich, dass dein Handy aus ist, und freue dich auf den wunderbaren Weg, der vor dir liegt.

- Mache beim Betreten des Waldes deinen Kopf frei von allem, was vor dir liegt und was dich aus der Vergangenheit belastet.
- Bevor du beginnst, horche in dich hinein und spüre, wie du dich fühlst. Nimmst du eine Anspannung wahr?
- Beginne deinen Weg in deinem eigenen Rhythmus und Tempo.
- Atme ruhig und gleichmäßig.
- Du gehst Schritt für Schritt in einem gleichmäßigen Tempo und genauso gleichmäßig atmest du ein und wieder aus.
- Mit jedem Atemzug atmest du Entspannung und Ruhe ein und Anspannung wieder aus.
- Absolviere dies so lange, wie es sich für dich richtig anfühlt.
- Du spürst, wie dein Herzschlag ruhig und gleichmäßig wird, und je tiefer du in den Wald eindringst, desto mehr fallen alle Sorgen und Verpflichtungen von dir ab.
- Versuche beim Gehen, trotz Schuhwerk, den Weg unter deinen Füßen zu erspüren. Rolle bei jedem Schritt bewusst den Fuß von den Zehen über die Ballen bis zu den Fersen ab. Was fühlst du unter deinen Füßen? Kleine Steinchen? Die Unebenheit von Wurzelwerk?
- Gehe nun auch abseits des Weges. Wenn es das Wetter zulässt, ziehe deine Schuhe aus und versuche barfuss die verschiedenen Bodenbeschaffenheiten des Waldes zu erfühlen. Die Weichheit eines moosigen Bodens, das Kitzeln abgefallener Baumnadeln, das leichte Pieksen von Gräsern.
- Konzentriere dich nur auf das, was du mit deinen Füssen spüren kannst.
- Vergiss dabei deine Atmung nicht.
- Nun erfühle mit deinen Händen. Suche dir dazu Dinge, die du auf dem Waldboden findest, zum Beispiel einen Tannenzapfen. Du betastest ihn ganz vorsichtig. Fühlst du die Rillen und die raue Oberfläche? Du konzentrierst dich nur auf deine Hände und was sie fühlen. Suche dir nun einen Stein aus. Hat er Ecken und Kanten oder ist er rund geschliffen? Nimm dir Zeit zu spüren und zu fühlen.
- Sammle nun ein Blatt auf und befühle seine weiche, biegsame oder, wenn es im Herbst ist, seine trockene, brüchige Beschaffenheit.

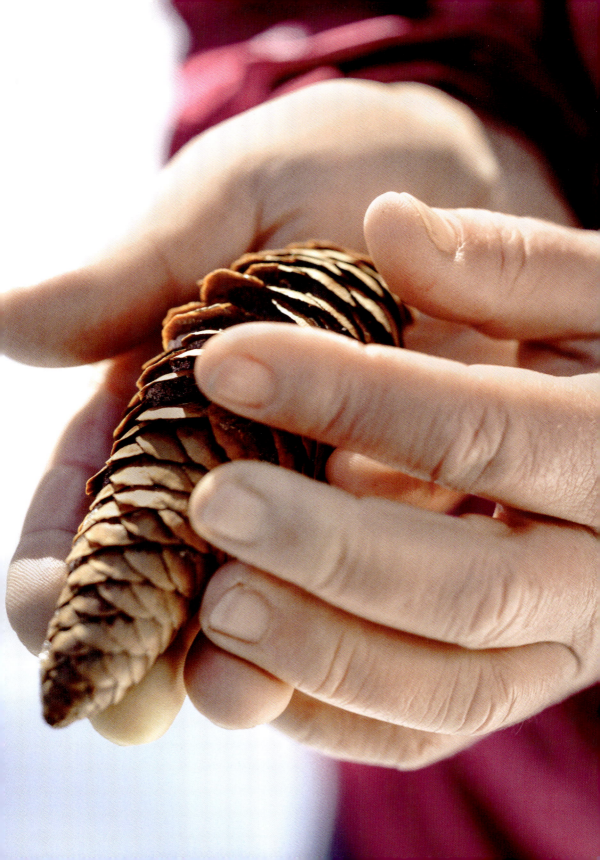

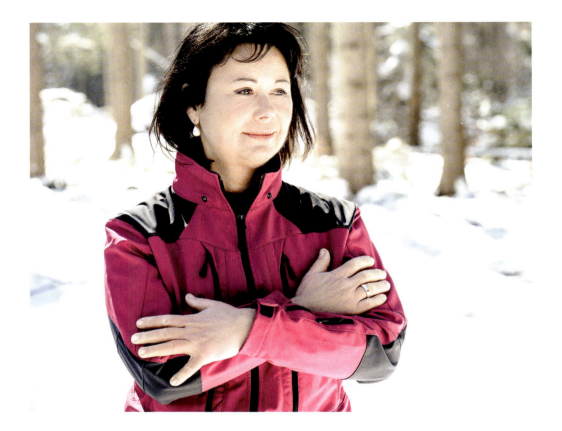

- Lasse bei Nadelbäumen langsam und vorsichtig, ohne sie abzubrechen, die Äste mit den Nadeln durch deine Finger gleiten.
- Gehe langsam in deinem Tempo weiter und suche dir einen Baum aus, dessen Rinde du ertasten kannst.
- Fahre mit den Handflächen langsam den Baumstamm auf und ab und spüre wie es sich anfühlt. Ist es der raue und zerfurchte Stamm einer alten Eiche? Oder der glatte und samtig anmutende Stamm einer Buche?
- Fahre langsam mit deinen Händen den Baumstamm auf und ab. Was für Gefühle werden in dir wach?
- Wenn dir danach ist, umarme den Baum und spüre seine Energie. Spüre, wie sich seine Energie auf dich überträgt.
- Trete nun voll Energie und Entspannung deinen Heimweg an.
- Kurz bevor du den Wald verlässt, bleibst du an einer Stelle, die sich gut für dich anfühlt, stehen.
- Wenn du wieder zu Hause bist, notiere in dein Tagebuch, wie sich die Entspannung für dich anfühlt, welche Bilder und Gefühle sie bei dir ausgelöst hat, was du erfühlt hast.

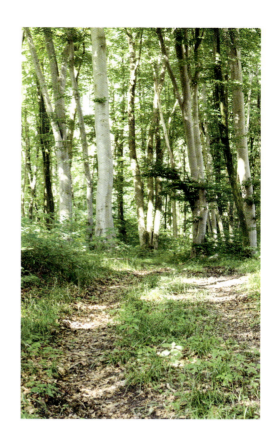

- Schließe die Augen und formuliere in Gedanken, was du mitnehmen möchtest von diesem Tag und auch im Alltag spüren möchtest. Beispielsweise, dass du in den kommenden Tagen bei allem, was du tust, sehr konzentriert und fokussiert sein wirst. Konzentriere dich ganz intensiv auf diesen Gedanken.
- Dann kreuzt du die Arme und streichelst dir mit leichtem Druck die Arme von oben bis unten immer wieder ab und sagst dazu laut die Worte zu dem Gedanken, auf den du dich vorher konzentriert hast:
- „Ich fühle mich ruhig und entspannt."
- „Alles was vor mir liegt, schaffe ich mit Leichtigkeit."
- „Ich bin bei allem, was ich tue, konzentriert und gelassen."
- Wiederhole die Worte immer wieder laut, während du dir über die Arme streichst.

Dies ist eine Übung aus den Havening Techniques®. Vereinfacht erklärt wird bei der Berührung das Hormon Oyxtocin ausgeschüttet, eine Art Gegengift zum Stresshormon Cortisol.

Hören

Am heutigen Übungstag konzentrieren wir uns auf unser Gehör. Durch unzählige Alltagsgeräusche können wir einzelne Stimmen oder Klänge nicht mehr wahrnehmen und einordnen. In der Stille des Waldes können wir uns ganz auf unser Gehör konzentrieren. Aber ist der Wald wirklich so still, wie immer gesagt wird? Höre genau zu, wenn der Wald mit dir spricht. Vergewissere dich, dass dein Handy aus ist, und freue dich auf den wunderbaren Weg, der vor dir liegt.

- Mache beim Betreten des Waldes deinen Kopf frei von allem, was vor dir liegt, und von allem, was dich aus der Vergangenheit belastet.
- Bevor du beginnst, horche in dich hinein und spüre, wie du dich fühlst. Nimmst du eine Anspannung wahr?
- Beginne deinen Weg in deinem eigenen Rhythmus und Tempo.
- Atme ruhig und gleichmäßig.
- Du gehst Schritt für Schritt in gleichmäßigem Tempo und genauso gleichmäßig atmest du ein und wieder aus.
- Mit jedem Atemzug atmest du Entspannung und Ruhe ein und Anspannung wieder aus.
- Lausche nun ganz bewusst bei jedem Schritt, was du hörst.
- Höre in den Wald hinein. Was für Geräusche nimmst du genau wahr? Das Rauschen der Blätter? Ein Knacken im Unterholz? Der Ruf eines Tieres?
- Lausche jedem Geräusch ganz bewusst nach.
- Achte beim Lauschen auf deinen Atem.
- Versuche nun die leiseren Geräusche zu hören: das Summen und Zirpen verschiedener Insekten, vielleicht das leise Plätschern eines Baches in der Ferne.
- Höre diese Geräusche ganz bewusst und versuche mit deiner Aufmerksamkeit bei jedem einzelnen Ton eine Zeit lang zu verweilen.
- Konzentriere dich jetzt auf den Gesang der Vögel. Kannst du durch unterschiedliche Vogellaute einzelne Arten unterscheiden? Du musst sie nicht benennen können, nur differenzieren.
- Setze dich nun unter einen Baum, der dir gefällt und wo du dich wohl fühlst.
- Schließe die Augen und atme ruhig und entspannt weiter.
- Konzentriere dich nur auf dein Gehör und nimm die Klänge und Geräusche um dich herum wahr.
- Spüre in dich hinein: Was fühlst du bei den Geräuschen? Empfindest du sie mit geschlossenen Augen intensiver?

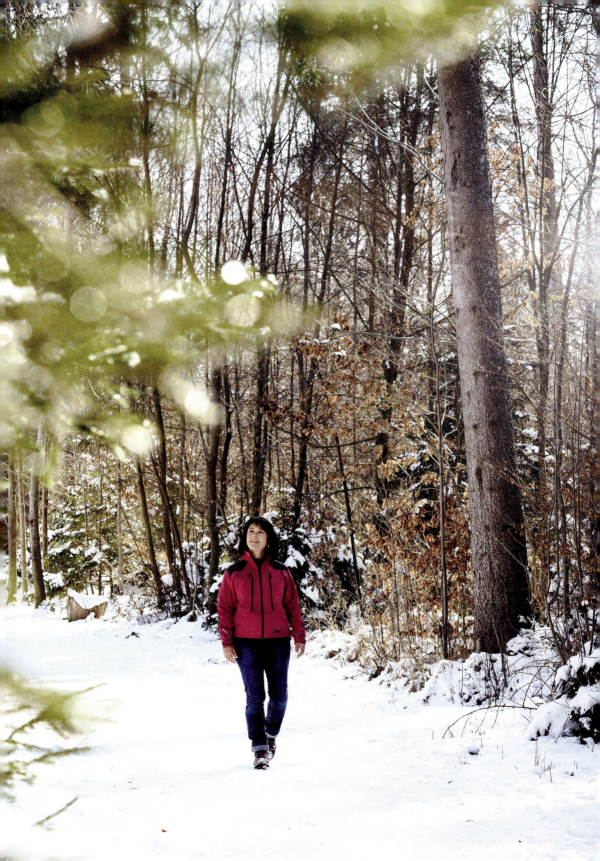

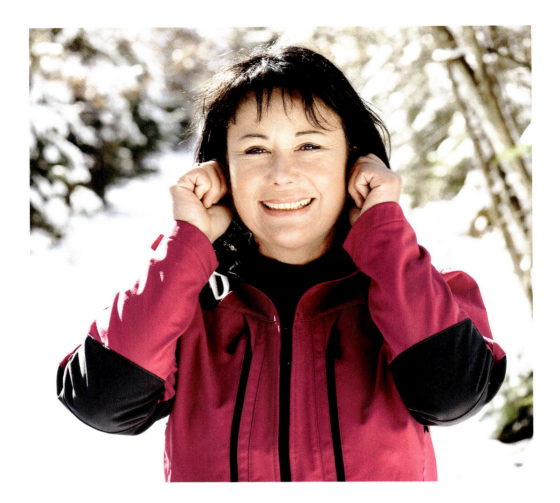

- Bleibe eine Weile unter deinem Baum sitzen und verbinde deinen Atem mit den Geräuschen, die du hörst.
- Wenn du ein besonderes Geräusch hörst, das ein außergewöhnliches Gefühl in dir hervorruft, speichere es in deinem Unterbewusstsein.
- Du merkst, wie du immer gelassener und ausgeglichener wirst und dein Körper total entspannt ist.
- Mache dich nun langsam auf den Rückweg, immer im gleichen Tempo.
- Heute und in den vergangenen Tagen hast du gespürt, wie sich Entspannung anfühlt und du mit jedem Tag ruhiger und gelassener geworden bist. Bevor du nun heute den Wald wieder verlässt, aktivieren wir die **Konzentration und Energie:**
- Wenn du wieder zu Hause bist, notiere in dein Tagebuch, wie sich die Entspannung für dich anfühlt, welche Bilder und Gefühle sie bei dir ausgelöst hat, welche Geräusche in deinem Gedächtnis geblieben sind.

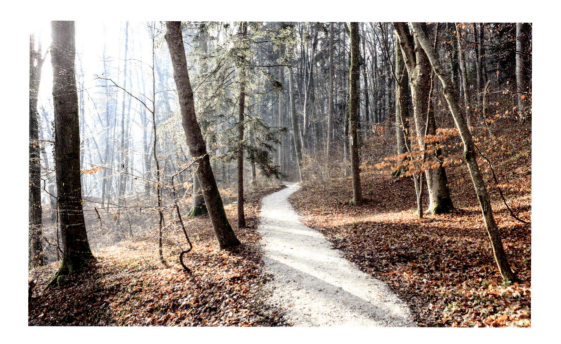

- Drehe den Kopf soweit es möglich ist nach rechts und merke dir den letztmöglichen Punkt, den du siehst.
- Drehe den Kopf soweit es möglich ist nach links und merke dir den letztmöglichen Punkt, den du siehst.
- Greife nun mit beiden Händen an deine Ohrmuscheln und ziehe, knete und massiere sie sehr kräftig nach oben außen. Mache dies die ganze Ohrmuschel entlang wie „an den Ohren ziehen".
- Drehe nun den Kopf wieder so weit wie möglich nach rechts und merke dir den letztmöglichen Punkt, den du siehst.
- Drehe den Kopf wieder so weit wie möglich nach links und merke dir den letztmöglichen Punkt, den du siehst.
- Du wirst feststellen, dass die Blickrichtung deutlich weiter ist als beim ersten Mal!

Diese Übung eignet sich jederzeit, wenn man Konzentration und Energie benötigt. Es wird der Corpus callosum aktiviert, der Gehirnbalken, der das rechte mit dem linken Großhirn verbindet. Dadurch werden Neurotransmitter besser aktiviert, und man fühlt sich frischer und energievoller.

Schmecken

Heute ist der letzte Tag der Fünf-Sinne-Übung, und wir schulen den Geschmackssinn. Natürlich könnte man im Wald die verschiedenen Beeren oder Pilze direkt vor Ort schmecken und probieren, aber dazu rate ich nur ausgewiesenen Pflanzen- und Pilzkennern! Wir werden uns diesen Geschmack der Beeren und Pilze in einem leckeren Waldmenü nach Hause holen. Auch die Zubereitung und der Verzehr von Speisen hat etwas mit Achtsamkeit zu tun. Verwende nur hochwertige Zutaten und gehe respektvoll mit den Lebensmitteln um. Zelebriere und genieße nicht nur die Mahlzeit, sondern auch die Vorbereitung und das Kochen. Decke festlich den Tisch und dekoriere mit Tannenzapfen, Steinen und Blättern.

Ein kleiner Waldaromazauber für die Küche:

1–2 Tropfen eines ätherischen Zirbenkiefer- oder Latschenkieferöls auf das Küchenbrett träufeln und es auf der Schnittfläche des Brettes verreiben. Nun die Kräuter, Gemüse, Fisch und Fleisch darauf hacken, schneiden oder wiegen – fertig ist das Waldaroma!

Waldmenü

Alle Zutaten für 4 Personen

Saiblingstatar mit Löwenzahnsalat und Erdäpfelrösti

300 g Saiblingsfilet, ohne Haut und Gräten	In kleine Würfel schneiden, je feiner desto eleganter im Geschmack.
50 g Radieschen *2 Schalotten*	In kleine Würfel schneiden. In feinste Würfel schneiden, anschließend Radieschen und Schalotten zusammen in kochendem und gesalzenem Wasser für etwa 10 Sekunden blanchieren, sofort danach in Eiswasser abschrecken und abtropfen lassen.
2 EL Dill, gehackt *3 EL Zitronen-Olivenöl* *Salz und Pfeffer*	Alles zusammen in einer Schüssel vorsichtig miteinander vermengen, nach eigenem Gusto mit Salz und Pfeffer abschmecken und kalt stellen.

Meerrettichcreme

4 EL Crème fraîche
2 TL Sahnemeerrettich
Salz und Pfeffer
1 Spritzer Zitronensaft

Alles miteinander verrühren und abschmecken.

Löwenzahnsalat

100 g gelbe, junge Löwenzahnblätter

Waschen, trocknen, schleudern.

2 EL Holunderblütensirup, Tannenwipfelhonig oder Honig (nach eigenen Vorlieben wählen)
3 EL Apfelessig
3 EL naturtrüber Apfelsaft
1 Msp. mittelscharfer Senf
1 Msp. Sahnemeerrettich
4 EL Speiseöl, Walnussöl oder Bucheckernöl (nach eigenen Vorlieben wählen)
Salz und Pfeffer

Alle Zutaten für das Dressing vermischen, mit Salz und Pfeffer abschmecken.

Erdäpfelrösti

4 mittelgroße festkochende Kartoffeln

Mit einer mittleren Reibe raspeln.

2 Eigelb
20 g Speisestärke
Muskat
Salz und Pfeffer

Alles zusammen vermengen, abschmecken und in einer beschichteten, heißen Pfanne auf mittlerer Stufe in Öl zu kleinen Röstis von beiden Seiten rausbacken.

Anrichten

Jeweils einen Erdäpfelrösti in die Mitte des Tellers legen, mit einem Ausstechring das Saiblingstatar auf dem Rösti anrichten und einen Löffel von der Meerrettichcreme darauf verteilen. Den Löwenzahnsalat mit dem Dressing vermengen und um das Tatar herum drapieren.

Grünkernrisotto mit Waldpilzen

200 g Grünkern
500 ml Wasser, Gemüsebrühe oder Geflügelbrühe (nach eigenen Vorlieben wählen)
1 Lorbeerblatt
2 Knoblauchzehen
2 Zweige Thymian
Salz

Alles zusammen zum Kochen bringen, leicht mit Salz abschmecken und den Grünkern etwa 1–2 Stunden köcheln lassen. Die Dauer ist abhängig vom jeweiligen Grünkern, er sollte am Ende weich sein aber dennoch einen schönen Biss haben.
Das Gemüse in feinste Würfel schneiden, circa 0,5 cm groß.

100 g Gemüsewürfelchen aus Karotte, Staudensellerie und Lauch
200 g Waldpilze

In eine sehr heiße, beschichtete Pfanne geben, einen kleinen Schuss Öl hinzufügen und rösch anbraten.

80 g Butter

Hinzufügen, die Gemüsewürfel dazugeben und mit Salz würzen. Sobald die Gemüsewürfel weich gedünstet sind, alles zu dem gekochten Grünkern geben.

Salz und Pfeffer
Etwas Blattpetersilie

Mit Salz und Pfeffer abschmecken und mit frisch geschnittener Blattpetersilie servieren.

Tannenwipfel-Honig

Die gepflückten hellgrünen Tannenwipfel mit Wasser abwaschen, in einen Topf geben, mit kaltem Wasser bedecken, mit einem Teller beschweren und für 12 Stunden an einem kühlen Ort stehen lassen. Anschließend den gesamten Inhalt für 30 Minuten kochen. Den entstandenen Sud 12 Stunden bedeckt stehen lassen, abseihen, abwiegen und dann mit der gleichen Menge an Zucker bei geringer Hitze einkochen bis die Konsistenz an Honig erinnert. Ein paar Spritzer Zitrone hinzufügen, den noch heißen Honig in sterile Einmachgläser füllen, verschließen und auf dem Kopf stehend kalt werden lassen. Der Honig hält einige Monate

Mille Feuille von Waldbeeren mit Vanillecreme

VANILLECREME	
200 g Milch	Aufkochen.
1 Vanilleschote	
60 g Zucker	Verrühren, sobald die Milch kocht, langsam zu der Ei-Mischung geben und kräftig verrühren, sodass keine Klümpchen entstehen. Wenn die Ei-Milch-Mischung ordentlich verrührt ist, alles zurück in den Topf gießen und unter ständigem Rühren einmal aufkochen lassen. Sofort vom Herd nehmen und so lange rühren, bis die Masse leicht abgekühlt ist.
25 g Speisestärke	
50 g Milch	
3 Eigelb	
50 g Butter	In die lauwarme Vanillemasse einrühren, in eine Schüssel umfüllen, komplett mit Klarsichtfolie bedecken, sodass keine Haut entstehen kann, und die Masse in den Kühlschrank stellen. Vor dem Verwenden die Vanillecreme mit einem Handrührgerät aufschlagen und in einen Spritzbeutel umfüllen.
MILLE FEUILLE	
1 Packung fertiger Blätterteig	Mit einem runden Ausstecher jeweils pro Portion drei Kreise Blätterteig ausstechen und auf ein Backblech legen.
Etwas Puderzucker	Gleichmäßig mit Puderzucker bestreuen, mit Backpapier abdecken und mit einem weiteren Blech beschweren. Bei 180 °C Umluft in 10–15 Minuten goldgelb backen. Die fertigen Blätterteigkreise aus dem Ofen holen und auf einem Gitterblech abkühlen lassen.
200 g Waldbeeren	

Anrichten

Pro Person jeweils einen Blätterteigkreis auf den Teller legen, die Vanillecreme aufspritzen, mit den Beeren garnieren und das mit den zwei weiteren Blätterteigkreisen wiederholen. Am Ende mit Puderzucker bestauben. Guten Appetit!

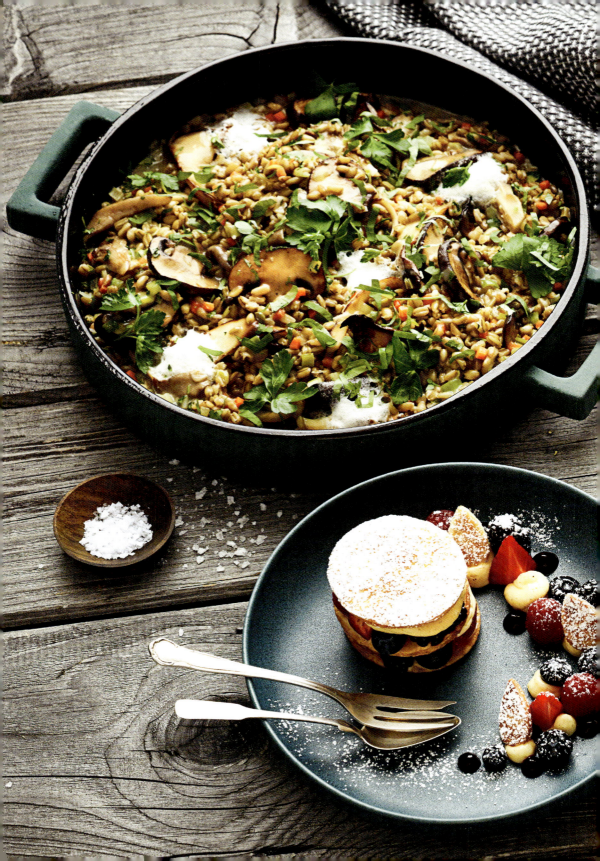

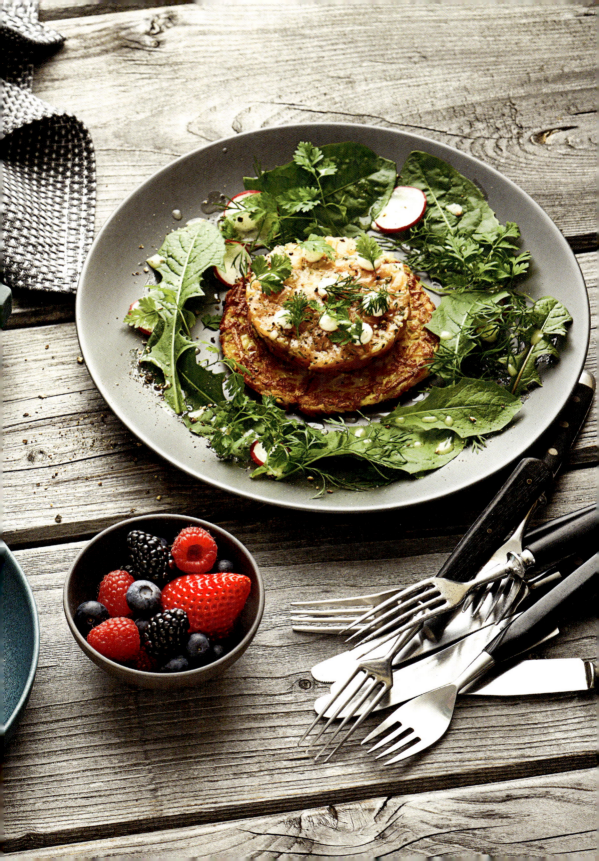

Alle Sinne zusammen

Du hast nun die letzten Tage deine fünf Sinne einzeln aktiviert und geschult. In der heutigen Übung werden wir die Sinne zusammenführen. Vergewissere dich, dass dein Handy aus ist, und freue dich auf den wunderbaren Weg, der vor dir liegt.

- Mache beim Betreten des Waldes deinen Kopf frei von allem, was vor dir liegt und was dich aus der Vergangenheit belastet.
- Bevor du beginnst, horche in dich hinein und spüre, wie du dich fühlst. Nimmst du eine Anspannung wahr?
- Beginne deinen Weg in deinem eigenen Rhythmus und Tempo.
- Atme ruhig und gleichmäßig.
- Du gehst Schritt für Schritt in einem gleichmäßigen Tempo und genauso gleichmäßig atmest du ein und wieder aus.
- Mit jedem Atemzug atmest du Entspannung und Ruhe ein und Anspannung wieder aus.
- Bei jedem Schritt achtest du nun auf deine Atmung.
- Du schaust dich um und nimmst konzentriert die Bilder um dich herum wahr.
- Du hörst intensiv auf die Geräusche des Waldes. Vielleicht filtert dein Gehör ein einzelnes, besonders schönes Geräusch, vielleicht hörst du alle Geräusche gemeinsam und sie ergeben für dich dein persönliches „Waldkonzert".
- Beim Weitergehen schaust du dich um und wählst dir einen besonders schönen, kräftigen Baum aus, der dich anspricht und der für dich passend erscheint.
- Vielleicht kennst du diesen Baum schon, weil du in den vergangenen Tagen deine Übungen unter ihm praktiziert hast, und es ist bereits „dein" Baum.
- Vielleicht wählst du einen neuen Baum aus. Kraftvoll und majestätisch mit einem starken Stamm.
- Du streichst sanft mit deinen Händen über den Stamm und fühlst seine Beschaffenheit ganz intensiv.
- Dann stellst du dich mit dem Rücken zu dem Baum. Ganz fest angelehnt, sodass du an den meisten Stellen deiner Rückenpartie Körperkontakt mit dem Stamm hast, greifst mit deinen Händen nach hinten, um den Baum zu umfassen.
- Du schließt die Augen und spürst die Energie des Baumes durch dich hindurchfließen. Er ist durch sein Wurzelwerk fest verankert in der Erde und steht stabil und geerdet da.

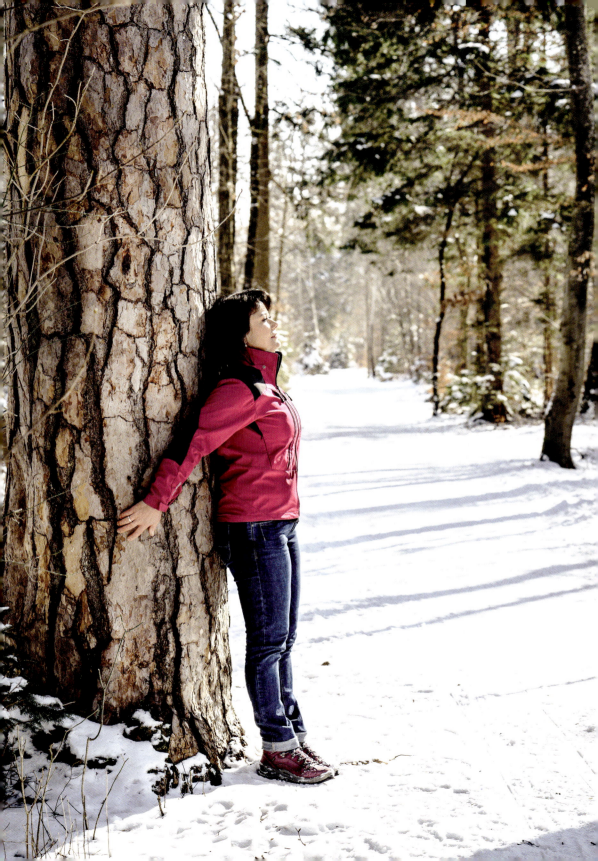

- Du spürst, wie sich die Kraft des Baumes auf dich überträgt, er dich von hinten stützt. Er gibt dir festen Halt, du kannst nicht fallen, sondern bleibst aufrecht und stark stehen.
- Du merkst, dass du an deinem ganz persönlichen Kraftspeicher angekommen bist.
- Du fühlst deine unbewussten Ressourcen, Kräfte und Fähigkeiten und weißt, dass du sie jederzeit abrufen kannst, wenn du sie benötigst.
- Nun lasse dein ganz besonderes, gespeichertes Bild vor deinem inneren Auge entstehen. Es ist das Bild, das dir Ruhe und Entspannung vermittelt hat und das tief in dir verankert ist.
- Lasse nun dieses Bild auf dich wirken. Spüre, wie du immer entspannter wirst und gleichzeitig voller Kraft und Stärke bist, die durch den Baumstamm in deinem Rücken übertragen wird.
- Atme ruhig und gleichmäßig weiter.
- Nimm die würzige und heilkräftige Waldluft tief in deinen Lungen auf, spüre, wie sie dich durchströmt und ihre heilbringende Wirkung in jeden Winkel deines Körpers transportiert.
- Nun lausche auf die Geräusche, die du hörst. Löst ein bestimmtes Geräusch eine außergewöhnliche Empfindung bei dir aus? Höre noch genauer und intensiver hin!
- Nimm dieses Geräusch zu deinem Bild, das noch immer vor deinem geistigen Auge steht, dazu.
- Spüre nun ganz tief in dich hinein: Du spürst die Kraft des Baumes, die dich stützt und festhält, du hast dein ganz persönliches Entspannungsbild vor Augen und hast es verknüpft mit deinem ganz persönlichen Klang.
- Spüre nun, wie du absolut entspannt bist, dabei dennoch voller Kraft und Energie.
- Ankere dieses positive Gefühl ganz tief in dir.
- Jederzeit kannst du, wann immer du es benötigst, zu „deinem" Baum zurückkehren und dieses Gefühl wieder erleben.
- Auch wenn du nicht im Wald bist, kannst du in Gedanken zu „deinem" Baum gehen und dir die Entspannung und Kraft abholen, die du in diesem Moment benötigst.
- Verabschiede und bedanke dich nun von „deinem" Baum und mache dich langsam in deinem Tempo auf den Heimweg.
- Schenke dir am Waldrand noch ein inneres Lächeln.
- Notiere dir zu Hause alle deine Gedanken, deine heutigen Erfahrungen, deine Gefühle, dein Bild und dein Geräusch in deinem Tagebuch.

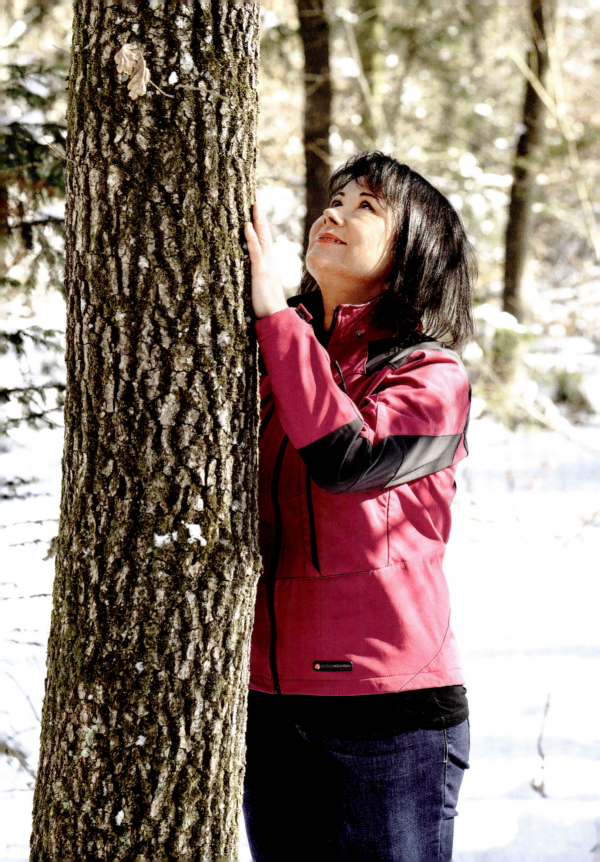

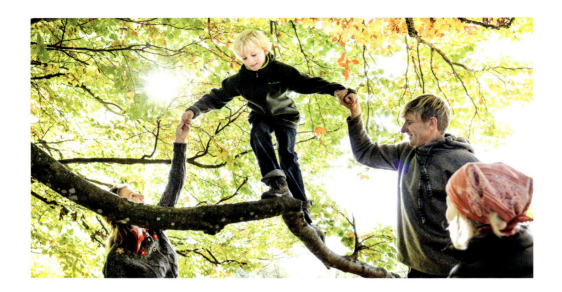

Mit Kindern im Wald

Der Wald ist wunderbar geeignet, um Kinder zu einem achtsameren Umgang mit der Natur und mit sich selbst heranzuführen. Die Idee ist nicht neu: Bereits 1950 entstand in Schweden der erste Waldkindergarten. Seit 1968 gibt es ähnliche Modelle auch in Deutschland und mittlerweile zeugen über 1 500 Einrichtungen von der großen Beliebtheit des Waldkindergartens. Im Gegensatz zu einem herkömmlichen Kindergarten verbringen die Kinder ihre gesamte Kindergartenzeit fast ausschließlich im Freien und in der Natur. Lediglich für besonders schlechte Witterungsbedingungen steht eine beheizte Unterkunft bereit. Die Kinder spielen nicht mit herkömmlichem Spielzeug, sondern mit Gegenständen, die sie in der Natur finden. Mittlerweile gibt es viele wissenschaftliche Arbeiten, die die Vorteile der Waldpädagogik untersucht haben. Die motorische und sprachliche Entwicklung der Kinder wird durch das Spielen mit Naturgegenständen positiv unterstützt. Die Gesundheit und das Immunsystem von „Waldkindern" ist stabiler und häufig besser als bei Kindern, die einen Regelkindergarten besuchen – zum einen entsteht dieser positive Effekt durch die Abhärtung beim täglichen Aufenthalt in der Natur, zum anderen und nicht zuletzt durch die heilsame Luft des Waldes. Aber selbst, wenn Ihr Kind nicht die Möglichkeit hat, einen Waldkindergarten zu besuchen, können Sie ihm einen spielerischen Umgang mit der Natur ermöglichen.

Nehmen Sie sich Zeit und reservieren Sie für sich und Ihr Kind einen regelmäßigen Waldtag im Kalender. Kinder lieben Kontinuität und Sie werden rasch merken, dass Ihr Sprössling nach einiger Zeit auf

„seinen Waldtag" bestehen wird. Sehen Sie diese Zeit als Qualitätszeit für sich und Ihr Kind an, ohne Ablenkung durch Telefon, Haushalt und Beruf. Gerade kleine Kinder haben sich die Begeisterung und Achtsamkeit gegenüber scheinbar unwichtigen Gegenständen bewahrt. Erwachsene müssen durch Achtsamkeitstraining das Entdecken eines besonderen Steines oder das Erfühlen der Baumrinde unter den Händen wieder erlernen. Kinder machen dies noch automatisch. Gehen Sie darauf ein und Sie werden von Ihrem Kind lernen! Erforschen Sie gemeinsam mit ihm bei Ihrem Spaziergang durch den Wald einzelne Blätter, Pflanzen und Tannenzapfen. Lenken sie die Aufmerksamkeit Ihres Kindes auf besondere Geräusche, Vogellaute oder das Wispern der Bäume. Leiten Sie es behutsam zur aktiven Atmung an, indem Sie es gezielt auf die individuellen Gerüche und Düfte des Waldes hinweisen.

Suchen Sie sich einen Platz, der sich für Sie beide besonders richtig und schön anfühlt. Das kann unter einem Baum sein, auf einer Waldlichtung oder schlicht eine Bank am Wegesrand. Machen Sie diesen Ort zu ihrem besonderen „Ritualplatz" indem Sie ihn immer als Höhepunkt ihres Spaziergangs ansteuern.

An diesem Ort könne Sie gemeinsam eine einfache Übung absolvieren oder einfach schweigend die Natur genießen. Signalisieren Sie Ihrem Kind, dass dies ein geschützter und sicherer Ort ist, an dem über alles gesprochen werden kann. Auch kleine Kinder haben ihre Sorgen und Probleme, die in den Augen Erwachsener unwichtig wirken mögen, für „kleine Menschen" dennoch bedrückend sein können. Geben Sie Ihrem Kind das Gefühl, dass dies der Ort ist, an dem es sich vertrauensvoll öffnen kann, und dass Sie voll und ganz für Ihr Kind da sind, es ernst nehmen und es keine Strafen (im Falle, dass es kleinere „Vergehen" beichtet) zu fürchten hat.

Auch wenn die Kinder älter werden und die Anforderungen in Schule und Freizeit zunehmend anspruchsvoller, kann der Wald und auch der ausgewählte Ritualplatz weiterhin eine wichtige Rolle spielen. Behalten Sie den regelmäßigen Waldtag in Ihrem Kalender bei.

Intensivieren Sie die Atem- und Achtsamkeitsübungen, die Sie individuell zusammenstellen und den Bedürfnissen und dem Alter Ihres Kindes anpassen können.

Der Ritualplatz, der ja mittlerweile für das Kind ein Ort der Sicherheit und des Schutzes geworden ist, kann in der Pubertät nochmals eine zentrale Rolle für wichtige Gespräche und Aussprachen einnehmen.

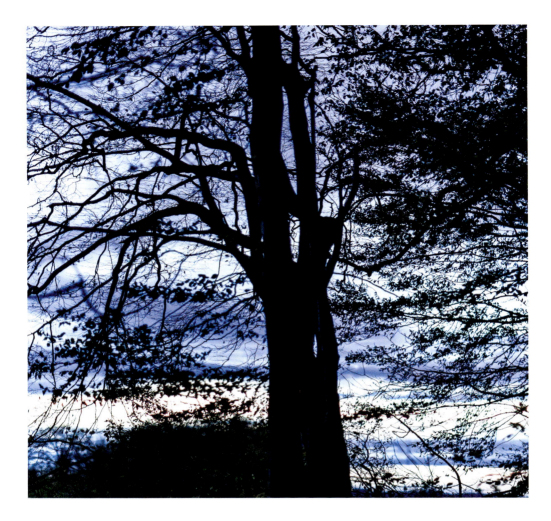

Nachts im Wald

Nachts entfaltet der Wald einen ganz besonderen Zauber, und ein Nachtgang durch den Wald ist ein einmaliges Erlebnis. In der Dunkelheit erscheint uns der Wald noch magischer und mystischer als im hellen Tageslicht. Probieren Sie es aus, Sie werden erleben, dass diese Erfahrung sehr nachhaltig und einzigartig sein wird. Am schönsten ist es, wenn man in der Nacht losläuft, in den Tagesanbruch hinein. Suchen Sie sich einen sehr guten ortskundigen Führer und gehen Sie in einer Gruppe. Vielleicht können Sie Ihren ortsansässigen Förster fragen, ob er sich bereit erklärt, Sie nachts durch den Wald zu führen. Ziehen Sie sich, auch in den Sommermonaten, warm an. Besonders kurz vor Sonnenaufgang wird es empfindlich kalt. Tragen Sie eine Taschenlampe bei sich, aber benutzen Sie diese nur, wenn es sich nicht vermeiden lässt. Beschränken Sie die Lichtquellen auf ein

Minimum, so werden Sie nicht von der Nachtatmosphäre und den Eindrücken abgelenkt. Ich bin schon einige Male mit einer Gruppe von etwa zehn Personen nachts durch den Wald in den Sonnenaufgang gewandert. Nur der Lotse unserer Gruppe leuchtete mit einer kleinen Lampe den Weg. Bei achtsamem Gehen finden unserer Füße den richtigen Tritt und auch im Dunklen ihren Weg. Die ersten Eindrücke, wenn man den Wald betritt, lassen die Urängste des Menschen hervorkommen. Unsere natürliche Scheu vor der Dunkelheit und dem Unbekannten verursachen ein ängstliches und flaues Gefühl im Magen. Aber nach einiger Zeit ruhigen und achtsamen Gehens und der Kontrolle der Atmung wird man ein Teil dieses nächtlichen Universums.

„Der Wald ruht still." Das wird nachts besonders deutlich. In der Gruppe sollte möglichst wenig gesprochen werden, um die Stille der Nacht wahrzunehmen. So werden sämtliche Sinne besonders geschärft. Tagsüber hört man ein Knacken und Scharren, Vogelgezwitscher und Insektensummen. Sie werden feststellen, dass sich Ihre Augen nach einiger Zeit an die Dunkelheit gewöhnen und Sie die Stille hören können. Bei gleichmäßigem Gehen in der Stille fällt der Körper in eine Art Trance. Der Atem wird automatisch gleichmäßig und ruhig. Wenn man tief im Wald angekommen ist, trennt sich die Gruppe und man sucht sich außer Sichtweite, aber in Hörweite zu den anderen Teilnehmern einen Platz aus, der sich gut anfühlt. An einen Baumstamm gelehnt oder einfach am Wegesrand. Das Gefühl, ganz allein zu sein, verstärkt die Stille und die Wahrnehmung. Nun kann man eine Atemmeditation machen, Bilder, die im Kopf entstehen, kommen und gehen lassen oder ganz bewusst die Magie des Waldes in sich aufnehmen.

Nach einiger Zeit geht die Gruppe weiter und gemeinsam in den beginnenden Tag. Das Aufwachen des Waldes ist einzigartig. Langsam wird es heller, und beim Übergang von Nacht zu Tag fangen die ersten Vögel an zu singen. Erst wenige, dann immer mehr. Die Insekten werden wach und es brummt und summt. An Lichtungen legt sich ein feiner Nebelschleier über den Morgentau, und wenn Sie Glück haben, sehen Sie Rehe und Hirsche, die zum Morgenfrühstück aus dem Dickicht kommen um zu äsen.

Nehmen Sie diese Eindrücke ganz tief in sich auf und speichern Sie. Wenn Sie wieder zu Hause sind werden Sie merken, dass Sie zwar einerseits durch das nächtliche Aufstehen müde sind, andererseits aber voller Energie und neuer Kraft.

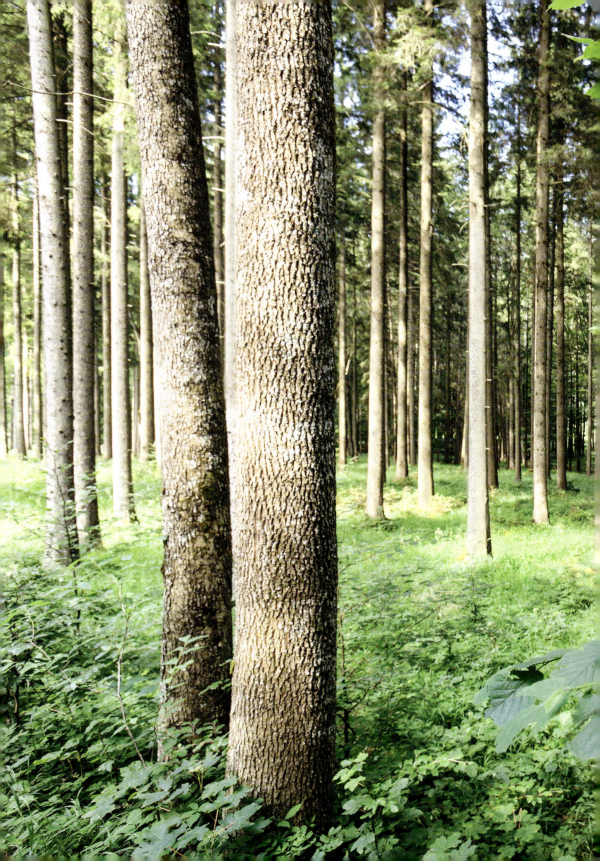

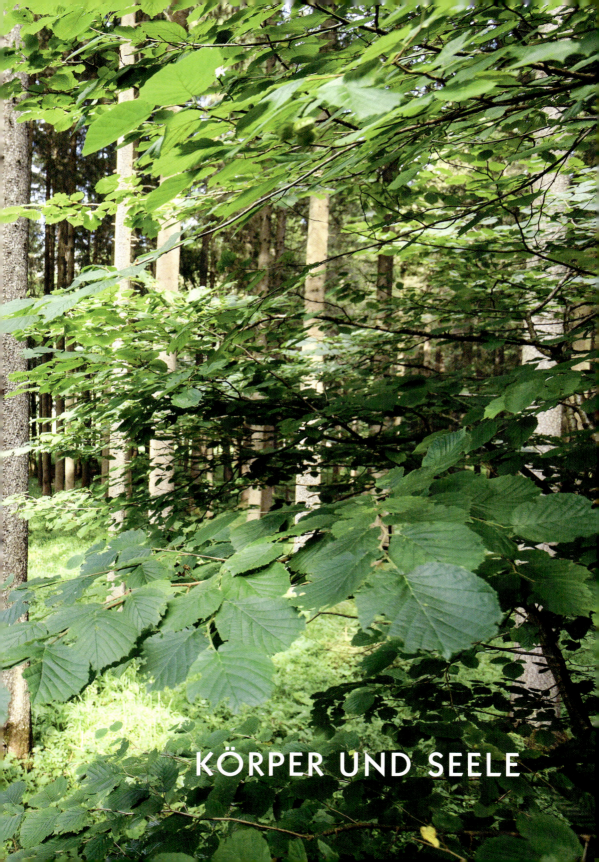
KÖRPER UND SEELE

KÖRPER UND SEELE – EINE EINFÜHRUNG

Körper und Seele sind eine Einheit. Eine psychische Anspannung ist auch immer mit einer körperlichen Anspannung verbunden. Wenn der Muskeltonus sehr hoch ist, sind die Muskeln verkrampft, was bedeutet, dass die Seele verkrampft ist. Sich selbst zu spüren und seine Körperwahrnehmung zu sensibilisieren, ist eine Grundvoraussetzung, um eine ausgeglichene Balance zwischen Entspannung und Anspannung herzustellen. Sich selbst zu spüren ist jedoch das Schwierigste im Alltag.

Eine meiner Klientinnen, die sich selbst als sehr stressstabil bezeichnet, hatte durch unentwegte Überforderung chronische Kopfschmerzen entwickelt. Sie ignorierte jedoch dieses Schmerzgefühl komplett und spaltete es von sich ab. Nur wenn sie die Schmerzen massiv in ihrer Konzentration störten, suchte sie Erleichterung durch Schmerzmittel. Das ging so weit, dass sie zeitweise Lähmungserscheinungen im Gesichtsbereich und in den Armen bekam. Auch diese ignorierte sie, bis es zum beinahe unvermeidbaren Zusammenbruch führte. Glücklicherweise hatte sie einen sehr fürsorglichen Vorgesetzten, der für sie einen Platz in einer Klinik mit alternativen Heilmethoden organisierte. Dort konnte sie in der ersten Zeit keinerlei Reize wie Kälte oder Wärme wahrnehmen und ihr wurde bewusst, wie groß die Trennung ihres Körpers von ihrer Seele war. Mittlerweile hat sie mithilfe von Entspannungs-, Atem und Wahrnehmungsübungen gelernt, bereits bei den kleinsten Signalen ihres Körpers zu reagieren und regelmäßige Erholungsphasen einzuhalten. Ihr Zustand hat sich seitdem maßgeblich verbessert, die Kopfschmerzen gehören weitgehend der Vergangenheit an.

Achten Sie auf die Zeichen, die Ihr Körper Ihnen gibt!

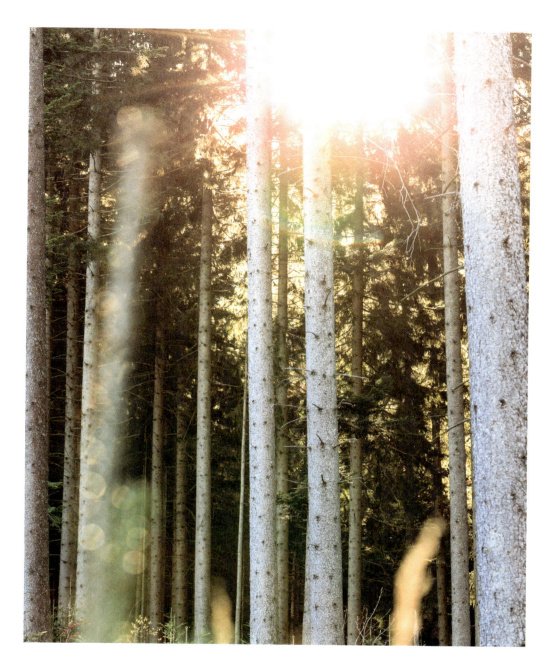

Die folgenden Übungen sind eine Mixtur aus Tai Chi, Qi Gong, Meditation und Yoga. Sie können alle unabhängig voneinander ausgeführt werden. Sie sind so gestaltet, dass sie entweder im Wald oder zu Hause geübt werden können.

Achten Sie darauf, auch an einem sonnigen Tag warm angezogen zu sein. Im entspannten Zustand des Körpers sinkt die Körpertemperatur um 1–2 Grad ab, was gerade bei empfindsamen Menschen schnell Frösteln zur Folge hat.

Körperwahrnehmungsübung

Eine wichtige Grundübung des Achtsamkeitstrainings ist der „Bodyscan". Dies ist eine jahrtausendealte Meditationstechnik und stärkt die Fähigkeit, den Körper bewusster wahrzunehmen und von innen mit einem anderen Blickwinkel zu erforschen. Ich wende diese Methode in abgewandelter Form an und ersetze Anspannung durch Entspannung in den einzelnen Körperregionen. Sehr oft führe ich diese Übung durch, wenn ich abends nicht sofort einschlafen kann und die Gedanken und Probleme in meinem Kopf kreisen. Durch die Konzentration auf meine angespannten Körperregionen werden die Gedanken umgelenkt und der Körper wird ruhig. Außerdem wird mir so meine unbewusste Anspannung deutlich bewusst, wenn beispielsweise der Kiefer fest zusammengepresst ist oder die Stirn gerunzelt.

Diese Übung können Sie entweder im Liegen, beispielsweise auf einer sonnigen Waldlichtung, oder im Sitzen, an einen Baumstamm gelehnt, anwenden. Die Übung umfasst den ganzen Körper, aber Sie können sich in Zukunft auch nur einzelne Körperregionen herauspicken, bei denen Sie das Gefühl haben, sie seien besonders angespannt.

- Schließe die Augen und mache es dir bequem.
- Atme ruhig und tief ein und wieder aus.
- Bei jedem Einatmen atmest du Ruhe und Entspannung ein, bei jedem Ausatmen atmest du Anspannung, Sorgen und Gedanken, die du jetzt nicht brauchst, wieder aus.
- Lenke deine Aufmerksamkeit nun in deine Kopfhaut, in die kleinen Muskeln in deiner Kopfhaut, und löse dort die Anspannung auf, sodass sich ein wunderbares Gefühl von Entspannung über deine Kopfhaut legt, und sie vielleicht sogar angenehm kribbelt.
- Gehe nun mit deinen Gedanken tiefer in deine Stirn und Augenbrauen und löse auch dort die Anspannung auf.
- Gehe weiter mit deiner Aufmerksamkeit über deine Augenlider, die Nase, die Wangen, die Lippen, den Kiefer. Dein Mund und das ganze Gesicht werden schlaff und entspannt.
- Nun lenke deine Gedanken in deine Schultern und deinen Nacken. Dort ist eine besonders starke Anspannung zu spüren? Ganz bewusst lässt du los, und dein Nacken fühlt sich frei und entspannt an.
- Dieses angenehme Gefühl der Entspannung schwappt nun bis in deine Oberarme hinein, durch Ellbogen und Armbeugen, durch die Unterarme bis hinein in deine Hände und in jede einzelne Fingerspitze.
- Spüre nun in deine Fingerspitzen hinein. Fühlt sich jeder Finger gleicher-

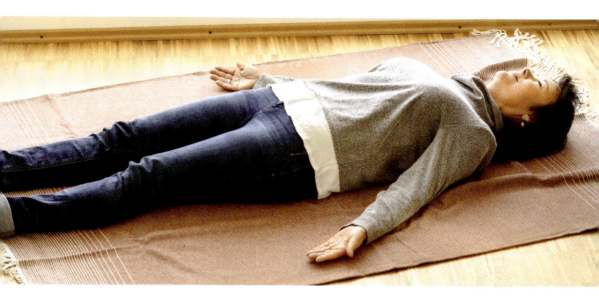

maßen entspannt an? Vielleicht fühlt sich eine Hand wärmer oder kühler an als die andere?
- Deine Aufmerksamkeit geht nun in deinen Rücken hinein und du tastest dich in Gedanken die ganze Wirbelsäule, Muskel für Muskel, hinunter und löst jede kleine Anspannung.
- Nun geht deine Wahrnehmung in deinen Bauch. Das Zentrum deines Wohlbefindens. Wenn du sehr entspannt bist, kann es sein, dass der Bauch Geräusche von sich gibt. Stelle dir vor, ein angenehm warmer Sonnenstrahl wärmt deinen Bauch. Diese Wärme dringt ganz tief ein und löst die Anspannung in Bauchraum und Becken.
- Deine Aufmerksamkeit geht nun über dein Gesäß in deine Oberschenkel, durch die Unterschenkel bis hinein in Füße und in jede einzelne Zehenspitze.
- Dein ganzer Körper fühlt sich nun angenehm und wohlig entspannt und gelassen an.
- Lasse nun deine Gedanken an einen Punkt an deinem Körper hinwandern, an dem du gerne am ruhigsten und zufriedensten wärst. Nimm diesen Punkt nun und ziehe ihn hinauf bis in deinen Scheitel und lasse ihn anschließend bis ganz hinab an deine Zehenspitzen gleiten. Nun hat sich die Entspannung in deinem ganzen Körper ausgebreitet.
- Spüre nun in deinem Körper nach: Wie fühlt sich die Entspannung für dich an? Welche Farbe oder welches Wort würdest du für dieses Gefühl wählen?
- Notiere deine Erfahrung in deinem Tagebuch.

Atemübung

Schon mehrfach habe ich betont, wie wichtig der Atem für die Entspannung und Ausgeglichenheit unseres Körpers ist. Bei allen Entspannungstechniken spielt die richtige Atmung eine zentrale Rolle. Der Atem ist das einzige Instrument unseres Körpers, das wir bewusst bei körperlichen Stressreaktionen steuern können. Eine schnelle Möglichkeit, die Atemmuskulatur bei einer Stressreaktion zu lösen, ist das bewusste Gähnen. Normalerweise ist Gähnen ein unbewusster Reflex des Körpers, meistens einhergehend mit Müdigkeit. Gähnen Sie nun ganz bewusst und mit weit geöffnetem Mund. Wiederholen Sie dies ein paar Mal. Sofort stellt sich eine Entspannung im oberen Körperbereich ein.

Intensive Atemübung:

- Setze oder lege dich entspannt hin.
- Du atmest ruhig ein und wieder aus.
- Lenke nun deine Aufmerksamkeit in deine rechte Hand und schicke deinen Atem durch die rechte Hand, über deine Schulter und den Nackenbereich, durch den Kopf in deinen Bauch, weiter zu deinem linken Bein und atme über deinen linken Fuß aus.
- Wiederhole das ganze nun in umgekehrter Reihenfolge: einatmen über den linken Fuß und ausatmen über die rechte Hand.
- Bei der nächsten Wiederholung gibst du dem Atem eine Farbe deiner Wahl. Du verfolgst nun den Weg deines farbigen Atems durch deinen Körper. Von der rechten Hand bis zum Ausatmen über den linken Fuß.
- Nun gehst du mit deiner Aufmerksamkeit in deine linke Hand. Du atmest über die linke Hand ein und lenkst deinen Atem über deinen Schulter- und Nackenbereich, durch den Kopf in deinen Bauch zu deinem rechten Bein und atmest über deinen rechten Fuß aus.
- Wiederhole dies in umgekehrter Reihenfolge: einatmen über den rechten Fuß, ausatmen über die linke Hand.
- Nun gib auch diesem Atem eine Farbe deiner Wahl. Vielleicht die gleiche wie vorhin oder eine andere Farbe, die dir in den Sinn kommt.
- Schicke nun deinen farbigen Atem über deine linke Hand durch den Körper und wieder zurück.
- Wiederhole dies ein paar Mal.
- Beim letzten Einatmen lässt du nun deinen Atem nur bis zu deinem Bauchnabel fließen, und dort verteilt sich der farbige Atem in deinem Bauchraum.
- Atme nun über die rechte Hand deinen farbigen Atem ein und lasse ihn ebenfalls in den Bauchraum fließen.
- Dort vermischen sich nun die beiden farbigen Atemwolken. Wenn du zweimal die gleiche Farbe gewählt hast, intensiviert sich der Farbton, bei unterschiedlicher Farbenwahl vermischen sich die Farben zu einem intensiven Farberlebnis.
- Spüre nun in deinem Körper nach, wie sich dein Farbatem ausbreitet und eine entspannende und wohltuende Wärme erzeugt.

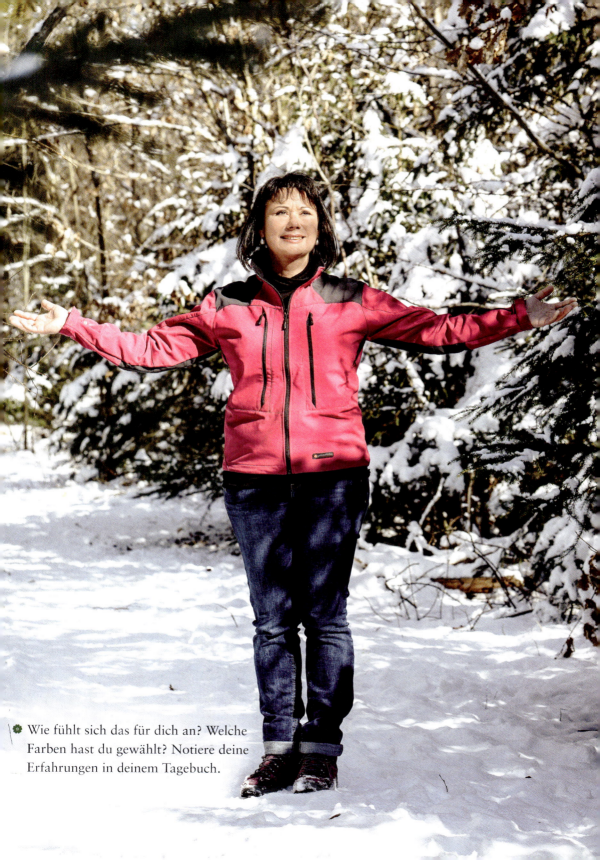

Wie fühlt sich das für dich an? Welche Farben hast du gewählt? Notiere deine Erfahrungen in deinem Tagebuch.

Farbmeditation

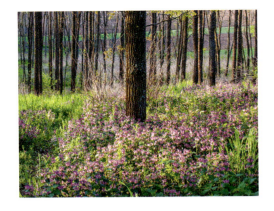

Nochmals eine Übung mit dem Element Farbe. Farben spielen psychologisch und spirituell eine große Rolle. Bereits Goethe hat sich in seinem Werk „Die Farbenlehre" sehr intensiv mit den Bedeutungen und den Auswirkungen von Farbe auf Psyche und Körper beschäftigt. Im Wald beherrschen beruhigende Grün- und Brauntöne die Farbszenerie. Deshalb eignet sich der Wald besonders gut, um eine gedankliche Farbenwelt entstehen zu lassen.

- Setze oder lege dich entspannt hin.
- Schließe die Augen und atme ruhig ein und wieder aus.
- Stelle dir eine bunte Blumenwiese mit vielfältigen Farben oder einen bunten Regenbogen vor.
- Wähle eine Farbe für dich aus.
- Die Farbauswahl kann unter folgenden Kriterien erfolgen:

- Welche Farbe ist dir am vertrautesten?
- Welche Farbe zieht dich am stärksten an?
- Welche Farbe brauchst du gerade jetzt, um in Balance und Harmonie zu sein?
- Welche Farbe unterstützt dich am meisten bei der Erreichung deines Ziels?
- Welche Farbe fehlt dir?

- Hole diese Farbe, die du ausgewählt hast, in deine Gedanken, in das Innere deines Körpers und in deine Aura.
- Fülle deine ganze Aura und deinen ganzen Körper mit dieser Farbe aus, sodass du ganz in der Farbe gebadet bist:

- vom Kopf zum Nacken
- Brustraum
- Arme und Hände
- Rücken
- Bauch, Hüfte, Becken
- Beine und Füße

- Immer, wenn dir die Farbe ausgeht oder aus deinen Gedanken verschwindet, holst du sie neu in deine Aura.
- Stelle dir einen großen Pinsel vor, mit dem du deinen Körper und die ganze Aura mit dieser Farbe anpinselst.
- Lasse das Gefühl, das die Farbe in deinem Körper auslöst, nachwirken.
- Wie fühlt sich das an? Was hat die Farbe bei dir bewirkt? Notiere deine Gedanken in deinem Tagebuch.

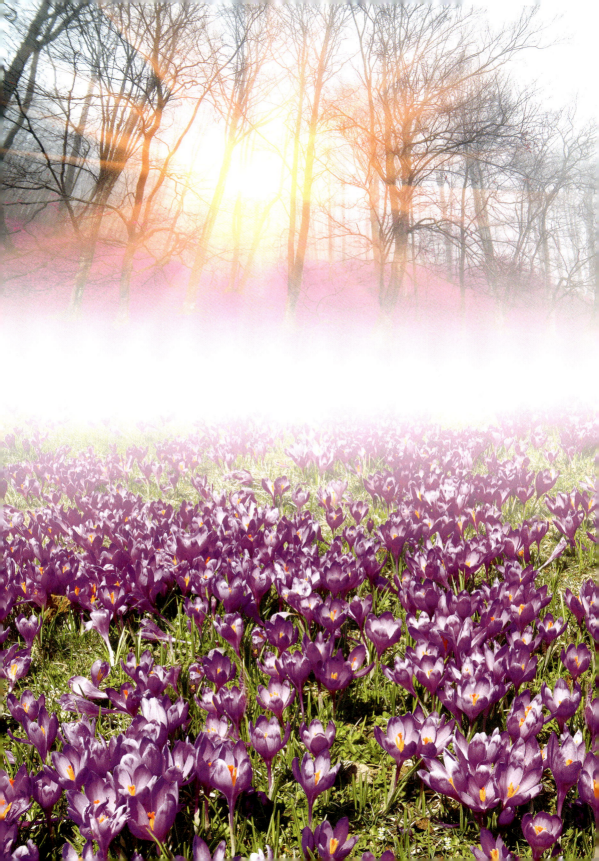

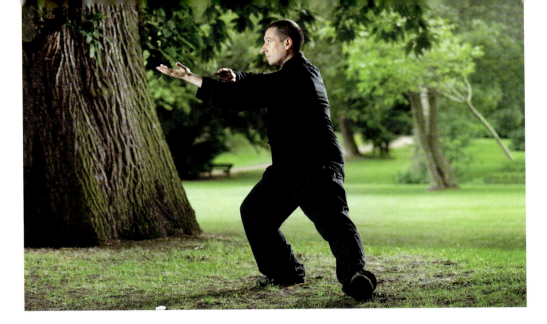

Übungen aus dem Tai Chi/Qi Gong

Übungen aus dem Tai Chi/Qi Gong eignen sich hervorragend in Verbindung mit dem Wald.

Hüftbreiter Stand

Bereits die Ausgangsstellung für alle Qi-Gong-Übungen, der sogenannte hüftbreite Stand, sagt: „Man soll stehen wie ein Baum, die Wurzeln fest in der Erde, die Zweige beweglich im Wind!" Zuerst fühlt es sich ein wenig unbequem und eigenartig an, aber man gewöhnt sich schnell daran.

- Die Füße stehen hüftbreit parallel nebeneinander, die Zehen zeigen nach vorne.
- Die Knie leicht beugen, das Körpergewicht sinkt nach unten, hinten.
- Die Arme hängen locker seitlich, ein wenig Raum unter den Achseln geben.
- Stell dir vor, du wirst am höchsten Punkt des Kopfes an einem Faden nach oben gezogen.
- Lasse Bauch, Schultern und Nacken los.
- Atme gleichmäßig und entspannt.

Abklopfen, Schütteln und das verbrauchte Chi ausleiten

Zur Vorbereitung auf die Übungen wird der Körper „abgeklopft" und das verbrauchte Chi abgeleitet. Durch das Abklopfen werden die Muskeln gelockert, die Blockaden gelöst und Energie kann wieder frei fließen. Sie können diese Übung auch einzeln ohne anschließende Qi-Gong-Übungen durchführen. Ich mache diese Übung entweder am Morgen, um den Tag befreit von allen „Schlacken" und negativen Energien zu beginnen, oder vor dem Betreten des Waldes, um mich dann leicht und ohne schlechtes Chi auf den Wald zu konzentrieren.

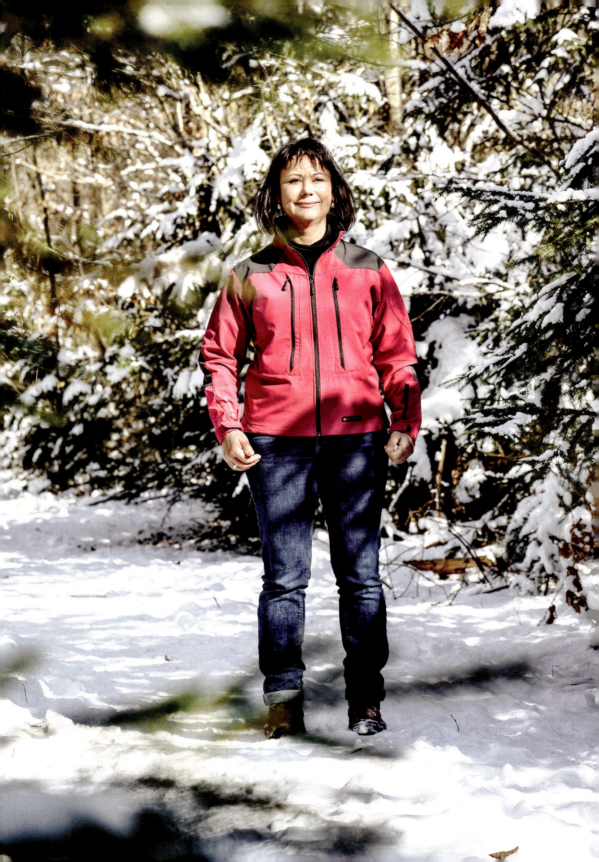

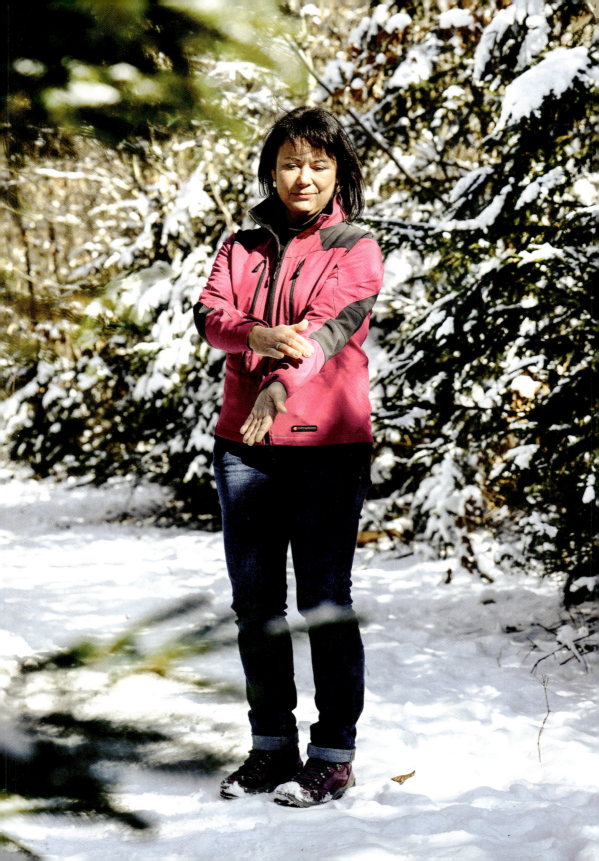

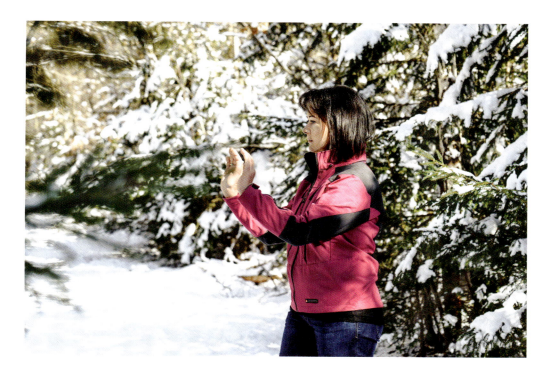

- Den linken Arm anheben, die Handfläche zeigt nach oben.
- Mit der rechten Hand Stück für Stück von der Schulter bis zur Handfläche hinten abklopfen.
- Den linken Arm umdrehen und bis zur Schulter aufwärts klopfen.
- 2-mal wiederholen
- Den rechten Arm ebenso abklopfen.
- Mit beiden Händen abwechselnd auf die Brust klopfen.
- Langsam die Taille abwärts bis zu den Nieren, diese leicht (mit dem Handrücken) abklopfen.
- Weiter nach unten klopfen, das Gesäß entlang, die Rückseite der Beine bis zu den Füßen.
- Über Fußspann zur Vorderseite der Beine gehen und aufwärts klopfen.
- Von den Hüften zur Außenseite der Beine gehen und abwärts abklopfen.
- Die Innenseite aufwärts abklopfen.
- Unterleib, Bauch und Brust zum Abschluss abklopfen.
- Den ganzen Körper „ausschütteln".
- Arme und Beine ganz locker mit gleichmäßigem Atem schütteln, sodass sich das abgeklopfte Chi löst.
- Das verbrauchte Chi ableiten: Streiche nun mit der Hand an deinen Armen, den Beinen und dem ganzen Körper entlang, und stelle dir vor, dass du die ganzen, durch das Klopfen und Schütteln gelösten schlechten Energien einfach abstreifst und durch die Füße in die Erde hineinleitest. Stelle dir vor, dass diese direkt unter deinem Fußgewölbe in die Erde hineinfließen wie in einen Abflussschacht.
- Du fühlst dich gereinigt und voller positiver Energie.

Übungen aus dem Thai Chi/Qi Gong

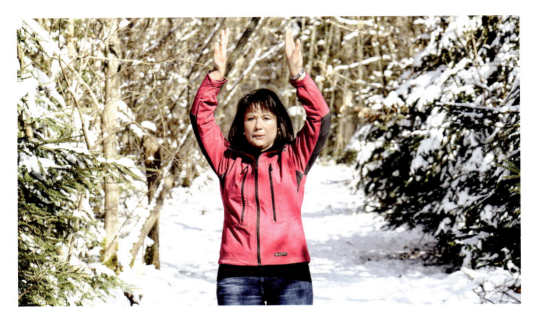

Die Welle schieben

Ausatmung:
- Die Hände neben den Körper nach unten drücken,
- eine Wellenbewegung nach vorne unten, mit den Fingerspitzen nach vorne, ausführen,
- hochführen bis Schulterhöhe, dort die Handgelenke locker lassen, die Fingerspitzen zeigen nach unten.
- Das rechte Bein strecken, Ferse abheben und das linke Bein beugen.
- Den Oberkörper leicht nach vorn beugen (Gewicht ist auf dem vorderen Bein).
- Aufrichten der Fingerspitzen (die Handflächen zeigen nach unten).

Einatmung:
- Die Hände und Arme zuerst nach unten und dann nach oben bis zum Ohr in einer Welle zum Körper ziehen,
- das linke Bein dabei strecken,
- die Zehen Richtung Schambein ziehen (Ferse bleibt am Boden),
- das rechte Bein etwas einknicken,
- den Oberkörper leicht nach hinten ziehen.

Wie eine Wildgans fliegen

- Die Zunge an den Gaumen drücken.

Einatmung:
- Die Arme, mit dem Handrücken voran (Fingerspitzen nach unten), seitlich nach oben führen,
- die Beine strecken, dabei auf die Zehenspitzen gehen,
- die Arme etwas zueinander führen und Schwung holen für die Ausatmung.

Ausatmung (die Armbewegung geschmeidig durchführen):
- Die Handgelenke durchdrücken (Fingerspitzen zeigen nach oben),
- die Arme nach unten bewegen bis Kniehöhe (Schulterbreite),
- dabei die Füße fest aufstellen,
- die Knie beugen.

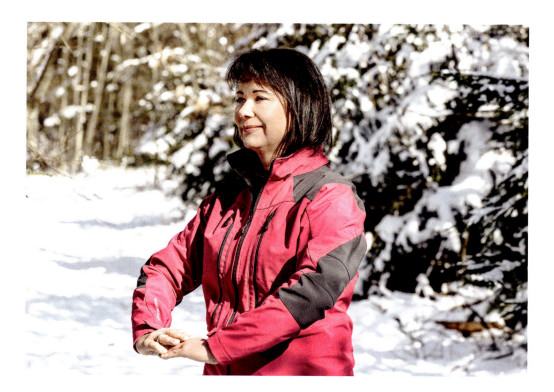

Brokat-Übung

Durch diese Übung verstärken Sie Ihre Konzentrationsfähigkeit und aktivieren den natürlichen Fluss Ihrer Atmung. Sprechen Sie die Worte in Klammern beim jeweiligen Übungsteil laut.

Ein guter Tipp: Beginnen Sie jeden Tag mit der Brokat-Übung. Sie lässt Sie energievoll und ausgeglichen in den Tag starten!

❁ Gehe in den hüftbreiten Stand.
❁ Verschränke die Arme vor dem Körper, als würdest du einen großen Luftballon tragen. (Die Hände sind in Höhe des Schambeins, die Handinnenflächen zeigen nach oben, die Arme bilden einen Kreis vor dem Körper.)
❁ Führe die Hände und Arme mit entspanntem Ellenbogen vor deinem Brustkorb nach oben bis in Brusthöhe.
(„Reguliere den Atem")
❁ Wende die Hände, sodass die Handinnenflächen zum Boden zeigen, dann zum Körper heran und dann nach unten führen.
(„Beruhige den Geist")
❁ Die verschränkten Hände in einem Bogen vor dem Körper nach oben führen, sodass die Handinnenflächen nach außen zeigen.
(„Stütze den Himmel")
❁ Die Finger auseinander nehmen und die Arme seitlich nach unten führen.
(„Zerteile die Wolken")
❁ Die Hände unterhalb des Bauchnabels wieder zusammenführen und in die Herzgegend lenken.
(„Lasse die Sonne in dein Herz")
❁ Die Übung 5-mal wiederholen.

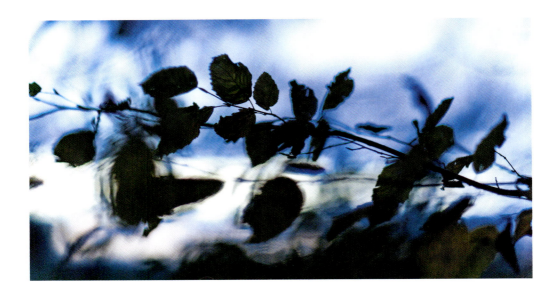

Die Übungen im Alltag nutzen

Sie haben die Übungen nun alle ausprobiert und geschult.
   Grundsätzlich gilt:
- Stellen Sie sich „Ihre" persönliche Technik selber zusammen. Probieren Sie einiges aus. Kombinieren Sie die einzelnen Übungen oder Übungsteile miteinander und wenden Sie diese so oft wie möglich an. Nutzen Sie sie nicht nur bei Bedarf, sondern trainieren und üben Sie weiter.
- Richten Sie sich Ihren persönlichen Waldtag ein und halten ihn im Kalender fest, sodass er ein fester Bestandteil Ihres Alltags wird.
- Und vergessen Sie die Atmung nicht! Sie haben bestimmt bemerkt, dass ich immer und immer wieder wie ein endloses Mantra auf die Atmung hingewiesen habe. Sie ist der Grundpfeiler der Übungen und Ihrer Entspannung.

Allein mit der Atmung lassen sich viele Stressreaktionen auflösen. „Jetzt atme erst mal durch", ist eine Redewendung, wenn sich jemand über dies und jenes aufregt oder sich in einen Wutanfall reinsteigert. Genau! Erst mal durchatmen, dadurch relativiert sich vieles.
Nun heißt es, Ihr neu erworbenes Wissen in konkreten Stresssituationen im Alltag anzuwenden.
In den folgenden Übungen werden ätherische Öle verwendet. Detailliertere Informationen zu den Walddüften finden sie im Kapitel „Ätherische Öle und Düfte".

Schlafstörungen

Wenn Sie nicht einschlafen können, weil der Tag oder Sorgen Ihre Gedanken kreisen lassen, atmen sie sich in den Schlaf! Beträufeln Sie ein Dufttuch mit ein paar Tropfen Zedernöl, ein besonders gut wirksames Schlaföl, und legen es neben sich auf das Kopfkissen. So haben Sie auch olfaktorisch den Wald bei sich. Visualisieren Sie vor Ihrem geistigen Auge

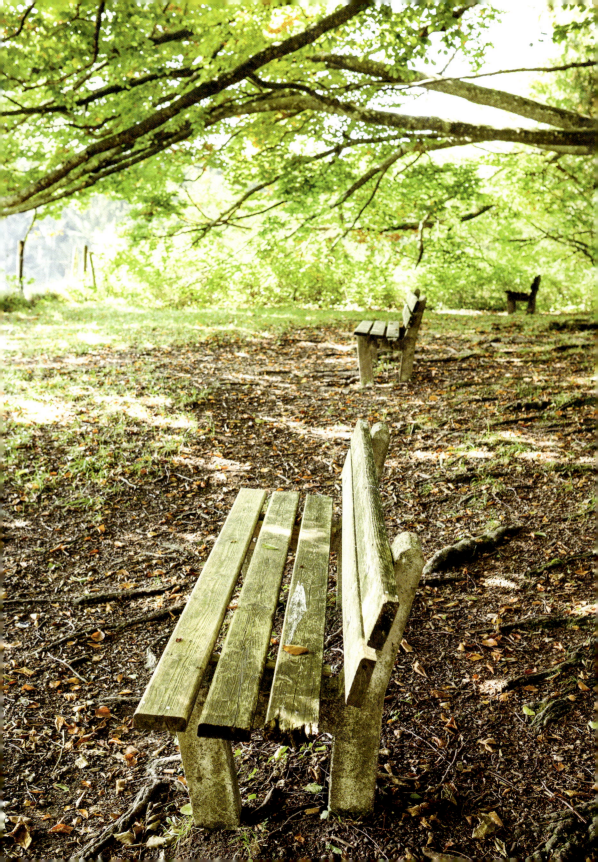

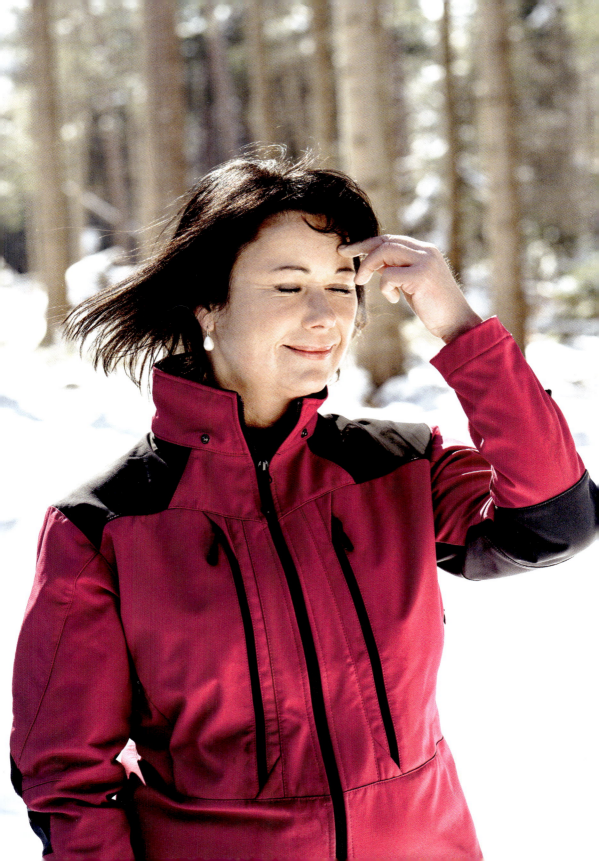

ihren letzten oder einen besonders schönen Spaziergang durch den Wald. Gehen Sie in Gedanken diesen Weg, als würden sie es in der Realität tun und atmen Sie langsam ein und wieder aus. Gehen Sie gedanklich die Übungen durch, konzentrieren sich auf Ihre Atmung, und Sie werden langsam und sanft in einen entspannten Schlaf finden. Wenn Sie nachts erwachen, dann seien Sie nicht ärgerlich über die Unterbrechung, sondern freuen Sie sich, dass Sie noch nicht aufstehen müssen. Auch hier lässt Sie die positive Haltung in Verbindung mit einer Atemkontrolle weiterschlafen.

Müdigkeit

Es gibt Situationen, in denen man sich unendlich müde fühlt und sich sofort hinlegen möchte, aber weiß, dass man noch eine ganze Weile durchhalten muss. Dieses „Nachmittagstief" lässt sich sehr gut mit der effektiven Wirkung von Havening Techniques® beheben. Ziehen Sie sich an einen Ort zurück, an dem Sie ungestört sind. Schließen Sie die Augen und lassen sich ganz in Ihre Müdigkeit hineinfallen. Nun malen Sie mit zwei Fingern und mit sanftem Druck (nicht streicheln) eine liegende Acht auf Ihre Stirn. Dabei sagen Sie unentwegt folgende Sätze laut vor sich hin: „Ich bin topfit und voller Energie. Ich bin hoch konzentriert. Ich schaffe alles, was ich mir vorgenommen habe." Wiederholen Sie diese Sätze immer wieder. Nach 4–5 Minuten werden Sie sich hellwach fühlen!

Büroalltag

Hängen Sie sich ein Bild von einem Baum oder Wald in Ihrem Büro auf! Immer wenn Sie sich besonders gestresst fühlen, können Sie es betrachten. Vielleicht fotografieren Sie „Ihren" Baum. Der Baum, der Ihnen Kraft, Stärke und Energie geschenkt hat und Sie gleichzeitig entspannter und gelassener hat werden lassen. Wenn Sie dieses Bild betrachten, spüren Sie die heilsame Wirkung, die Sie durchströmt. Für ein gutes Raumklima im Büro mischen Sie sich ein Raumspray aus energievollen, ätherischen Ölen. Oder Sie verwenden das frische und ausgleichende Zirbenöl. Durch das Versprühen Ihres Duftes wird das Büro vertrauter und heimeliger. Wenn Sie eine besondere Aufhellung benötigen, träufeln Sie das entsprechende Öl auf ein Dufttuch und schnuppern bei Bedarf daran. Bei anstrengenden Diskussionen oder gar Auseinandersetzungen mit Kollegen oder Vorgesetzten: Schenken Sie sich ein inneres Lächeln. Und immer wieder – atmen!

Jede Pause aktiv zur Entspannung nutzen

Wie oft kommt man von der Mittagspause zurück ins Büro und fühlt sich schlapper und weniger leistungsfähig als zuvor? Nutzen Sie die Pause, indem Sie aktiv in der Natur entspannen. Durch die frische Luft wird die Konzentrationsfähigkeit verbessert und gleichzeitig die Müdigkeit verringert. Vielleicht liegt in der Nähe Ihres Arbeitsplatzes ein kleiner

Park oder im besten Falle ein Waldgebiet. Aber selbst ein schlichter, achtsam erlebter Spaziergang in der Stadt ist hilfreich. Verbannen Sie in dieser Zeit die Gedanken an die Arbeit komplett aus Ihrem Kopf und konzentrieren sich auf Ihre Umgebung und auf Ihren Atem. Auch in Städten gibt es Bäume, die man als Ankerpunkt nutzen kann. Machen Sie Ihren mittäglichen Spaziergang zu einem Ritual und zu einer kleinen Auszeit vom Alltag. Bereits eine halbe Stunde hilft, um den restlichen Arbeitstag ausgeruht und konzentriert zu bestehen.

Auch die zuweilen lästige Zeit des Pendelns eignet sich gut zur Entspannung. Wenn Sie mit dem Zug oder anderen öffentlichen Verkehrsmitteln zum Arbeitsplatz gelangen, so sehen Sie diesen Weg nicht als lästige Zeitverschwendung an, sondern nutzen Sie ihn als Ihre persönliche Reaktivierungszeit. Lassen Sie den Laptop und das Handy aus, ignorieren Sie den Lärm um sich herum, schließen Sie die Augen und gehen gedanklich Ihren Weg durch den Wald. Suchen Sie sich geistig eine der Übungen, die Sie besonders entspannt oder konzentriert werden hat lassen. Gehen Sie diese Übungen gedanklich nochmals durch und lassen das gute Gefühl in Ihnen entstehen, das diese Übung hinterlassen hat.

Lampenfieber

Sie müssen eine Rede halten oder vor Publikum auftreten und wissen jetzt schon, dass Sie schweißnasse Hände, eine zittrige Stimme oder einen roten Kopf dabei bekommen werden? Trainieren Sie für solche Situationen bereits im Vorfeld. Suchen Sie sich bei Ihrem nächsten Waldspaziergang einen schönen Stein, der Sie anspricht und der rund und geschmeidig in Ihrer Hand liegt. Nun suchen Sie sich einen besonderen Platz oder steuern „Ihren Platz", den Sie bereits gefunden haben, an. Schließen Sie die Augen, halten Sie den Stein fest in der Hand und konzentrieren Sie sich auf ein langsames Einund wieder Ausatmen. Nun denken Sie an eine Rede, die Sie bereits gehalten haben und bei der Sie in Ihrer Wahrnehmung brillieren konnten. Oder an eine Situation, in der Sie besonders erfolgreich, eloquent oder geistreich agierten. Nun konzentrieren Sie sich auf die Gefühle, die diese Situation in Ihnen ausgelöst hat: Sie wurden wertgeschätzt, respektiert und gefeiert. Sie waren mutig und gelassen. Sie vermochten zu begeistern und wurden gefeiert. Lassen Sie all diese Gefühle ganz intensiv in sich entstehen und in den Stein in Ihrer Hand fließen. All die positiven, wunderbaren und glücklichen Gefühle und Energien sind nun in Ihrem Stein in Ihrer Hand eingeschlossen, sodass sich der Stein, um den Ihre Faust nun fest geschlossen ist, sich ganz warm anfühlt. Bei Ihrem nächsten Publikumsauftritt nehmen Sie nun den Stein in die Hand, atmen ruhig und gleichmäßig (Sie wissen ja, nur durch die Atmung kann man den vegetativen Symptomen wie Schwitzen und Zittern entgegenwirken), schließen kurz die

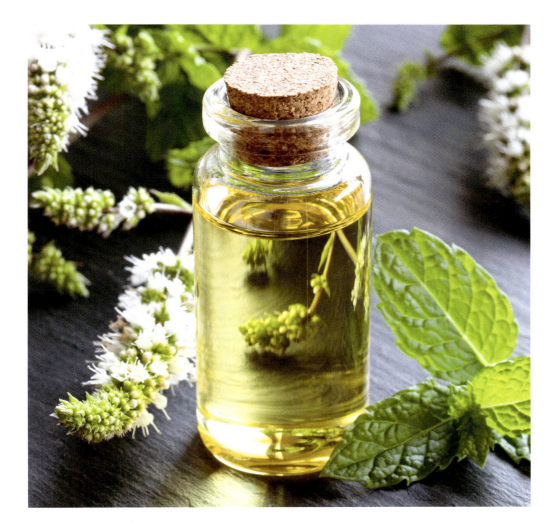

Augen, fühlen die positiven Gefühle, die alle in Ihrem Stein eingeschlossen sind, und beginnen Ihren Vortrag.

Diät durchhalten

Sie wollen Ihr Gewicht reduzieren und brauchen Unterstützung beim „Durchhalten"? Nutzen Sie auch hier Ihr Unterbewusstsein und die Heilkraft des Waldes. Absolvieren Sie die Fünf-Sinne-Übung und holen Sie sich die Kraft aus dem Wald. Ankern Sie die Bilder und Geräusche und holen sich die Kraft und Stärke „Ihres" Baumes, wann immer Sie das Gefühl haben, schwach zu werden. Oder absolvieren Sie die Körperwahrnehmungs-Übung, am besten mehrmals. So erhalten Sie ein immer besseres Gefühl für Ihren Körper und spüren, was ihm guttut. Wann immer Sie Gelüste auf Dickmacher oder ungesundes Essen verspüren, geben Sie ihnen nicht nach, sondern besorgen Sie sich ätherisches Pfefferminzöl, schnuppern mehrmals daran und konzentrieren sich ganz auf Ihre Atmung.

ÄTHERISCHE ÖLE UND DÜFTE

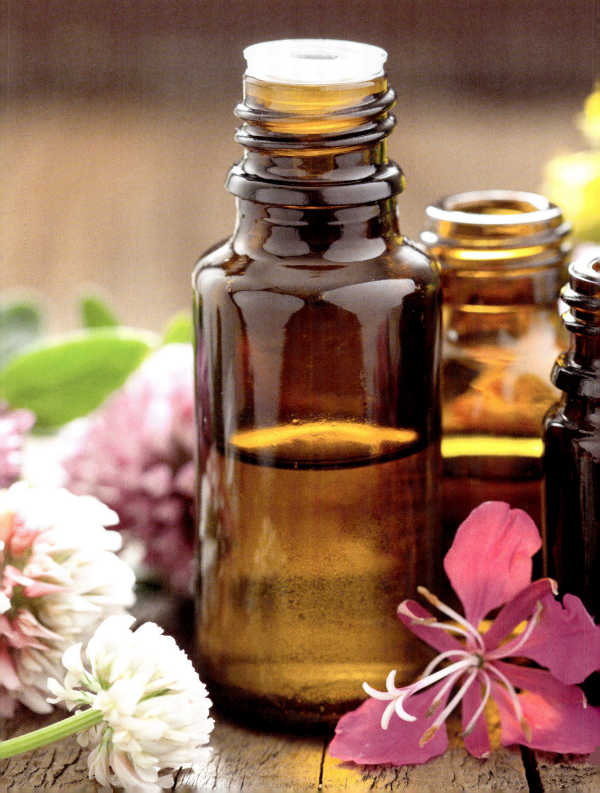

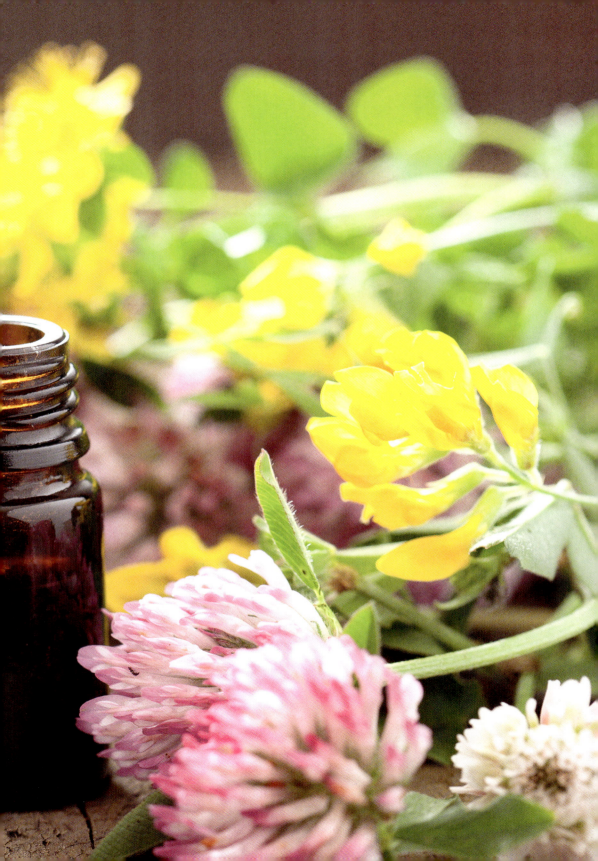

ÄTHERISCHE ÖLE UND DÜFTE – EINE EINFÜHRUNG

„Pflanzendüfte sind wie Musik für unsere Sinne."

(altes persisches Sprichwort)

Die Heilkräfte des Waldes sind wie am Anfang des Buches ausgeführt auch auf die ätherischen Öle und die heilenden Duftstoffe zurückzuführen, die uns im Wald umgeben. Auf den nächsten Seiten werde ich Ihnen nun einige „Walddüfte" und ihre Wirkung auf unsere Psyche vorstellen. Entweder als Einzelduft oder in Kombination mit anderen ätherischen Ölen können sie in verschiedenster Form ihre Auswirkung auf unser seelisches Wohlbefinden entfalten.

Warum sind Düfte so wichtig für unsere Psyche?

Unser Geruchssinn wird gesteuert vom sogenannten „Riechhirn", welches zum limbischen System gehört. Dies ist stammesgeschichtlich der älteste Teil unseres Gehirns. Dort werden über Neurotransmitter und Botenstoffe unser vegetatives Nervensystem und unsere emotionale Empfindlichkeit gesteuert, und wir nehmen Gerüche wahr. Düfte und Dufterinnerungen werden im limbischen System gespeichert. Dieses „Duft-Gedächtnis" bleibt ein Leben lang erhalten, und wir haben hier einen kurzen Weg zu unserem Gefühlsleben und unserer Erinnerung. Jeder hat schon einmal erlebt, wie ein bestimmter Duft oder Geruch sofort eine Erinnerung auslöst, sei es an einen bestimmten Menschen durch eine unverwechselbare Parfümnote oder an ein bestimmtes Geschehen in der Vergangenheit. Dieses „Duft-Déjà-vu" kann sowohl positive als auch negative Gefühle auslösen, je nachdem, welche Erinnerung damit verknüpft ist. Häufig sind bestimmte Düfte in unserem Unterbewusstsein mit einem Ereignis verknüpft, wie beispielsweise der Duft von Mandarinen und Zimt mit Weihnachten.

Ätherische Öle wirken auf unseren Körper und unsere Seele

Duftreize erreichen das Unterbewusstsein, bevor das bewusste Denken sie wahrgenommen hat. Sie beeinflussen Stimmungen und persönliche Befindlichkeiten, wirken stabilisierend und ausgleichend bei seelischen Krisen. In Pflegeeinrichtungen, therapeutischen Kliniken und Hospizen werden ätherische Öle mehr und mehr in der Pflege mit Patienten eingesetzt. Eine Krankenschwester hat mir die Geschichte

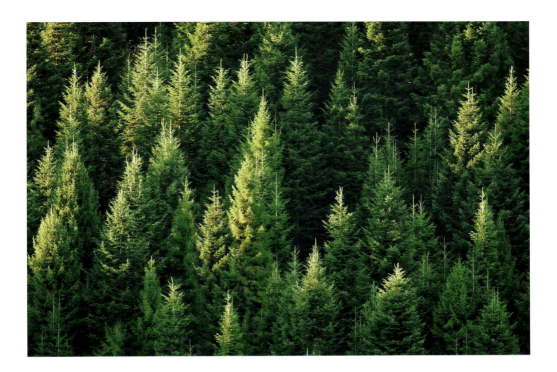

eines alten, dementen Mannes erzählt, der keinerlei Gefühlsregungen mehr zeigte. Der Mann war sein Leben lang als Waldarbeiter tätig gewesen. Als die Pflegerin ihm nun ein Duftvlies mit dem ätherischen Öl der Weißtanne an sein Hemd heftete, wurden nach kurzer Zeit seine Augen klarer und er lächelte. Der Tannenduft hatte ihn an seine aktive Zeit im Wald erinnert.

Da der Geruchssinn ein offenes Tor zum Unterbewusstsein darstellt, werden ätherische Öle gerne in der Psychiatrie verwendet. So hat sich der noch relativ neue Therapiebereich der Aroma-Psychotherapie entwickelt. Zum einen für aufdeckende Therapieverfahren, also um ganz bestimmte Erinnerungen wieder wach werden zu lassen, zum anderen, um neue, positive Erlebnisse und Erfahrungen mit einem Duft zu ankern. In meiner Praxis arbeite ich gerne bei Hypnosesitzungen mit dem Duftanker: Der Klient wird mittels Hypnose in einen entspannten und für ihn angenehmen und positiven Zustand versetzt. Mit einem von ihm ausgesuchten Duft, den ich ihn in der Hypnose riechen lasse, wird dann dieser entspannte Zustand geankert („Immer wenn du diesen Duft riechst, wirst du dich sofort wieder so entspannt und wohlfühlen wie in diesem Moment").

Sobald er nun im Alltag oder in einer bestimmten Situation das Bedürfnis hat, sich wieder so entspannt und wohlfühlen zu wollen wie unter der Hypnose, kann er an seinem ausgewählten Duft schnuppern, die Augen schließen, und die Entspannung fließt wieder durch seinen Körper. Dies funktioniert bei sehr vielen Beschwerdebildern wie Angsterlebnissen, Schlafstörungen oder bei der Geburtsvorbereitung für Schwangere.

Verschiedene „Walddüfte" und ihre Wirkung

DOUGLASFICHTE (AUCH DOUGLASIE)

Botanischer Name: Pseudotsuga menziesii
Familie: Kieferngewächse
Note: Kopf- und Herznote
Duftprofil: klarer, frischer, zitrusartiger, sanfter Waldduft
Gewinnung: Wasserdampfdestillation der Zweige
Duftthema: frisch und gestärkt, stimmungsanregend, straffend, aufrichtend, konzentrationsfördernd
Mischt sich gut mit: allen Zitrusölen, Myrte, Cajeput, Latschenkiefer, Riesentanne, Basilikum
Körper: antiseptisch, raumluftdesinfizierend, bei Asthma
Psyche: angstlösend, bei Stress und innerer Unruhe

Der Duft der **Douglasfichte** wird besonders gerne als Luftreiniger in Arbeits- und Büroräumen verwendet. Außerdem ist er ebenfalls bekannt als klassischer Zusatz bei Saunaaufgüssen. Er ist der „Fitmacher" unter den Walddüften. Douglasfichte ist ein ätherisches Öl, das wunderbar für vitalisierende Partner-Massagen geeignet ist: Eine Aromamassage sollte in weichen, fließenden Bewegungen erfolgen. Massieren Sie mit warmen Händen. Ein Nachruhen von 10 Minuten nach der Massage verstärkt die Wirkung. Vermischen Sie 50 ml fettes Basisöl (am besten Mandelöl) mit 3 Tr. Douglasfichte, 3 Tr. Zeder, 4 Tr. Limette.

Mischungen für die Duftlampe:
Fit bei der Arbeit
5 Tr. Douglasfichte, 3 Tr. Weißtanne, 3 Tr. Grapefruit
Frisch und ausgeglichen im Büro
3 Tr. Douglasfichte, 3 Tr. Bergamotte, 2 Tr. Zitrone

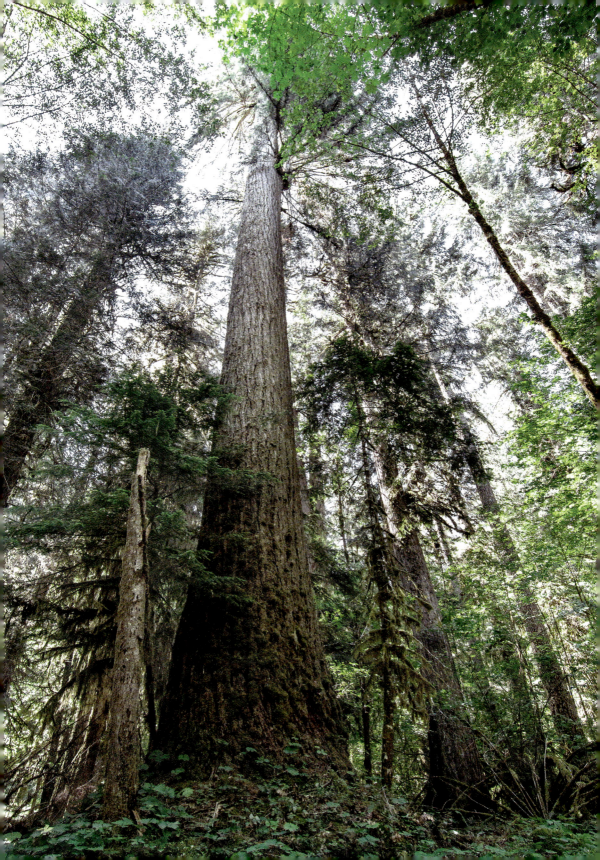

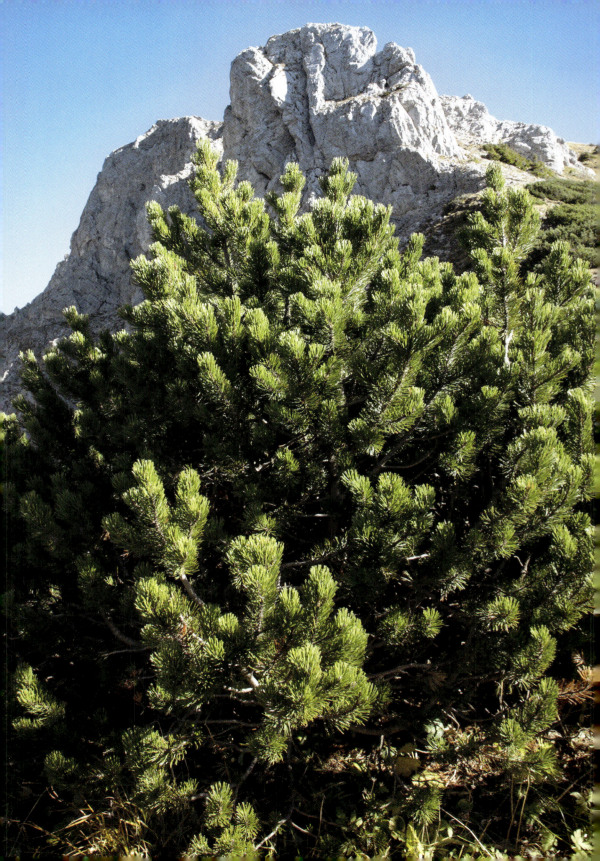

LATSCHENKIEFER

Botanischer Name: Pinus mugo
Familie: Kieferngewächse
Note: Kopf- und Herznote
Duftprofil: frisch, klar, waldig-harzig
Gewinnung: Wasserdampfdestillation der Zweige
Duftthema: anregend, konzentrationsfördernd, klärend, gibt Energie und Stärke
Mischt sich gut mit: allen Zitrusölen, Myrte, Cajeput, Lavendel
Körper: Bronchitis, grippale Infekte, Rheuma
Psyche: wirkt entspannend und erfrischend bei körperlicher und seelischer Müdigkeit

Die **Latschenkiefer** ist ein altes Heilmittel in den Gebirgsregionen Mitteleuropas. Vor allem bei Rückenschmerzen, rheumatischen Erkrankungen und Atemwegserkrankungen. Er ist einer der bekanntesten Waldüfte, da er in vielen Sauna- und Badeölen vertreten ist.

Lange Autofahrten sind sehr ermüdend. Geben Sie 3–5 Tropfen Latschenkieferöl auf eine unbehandelte Holzwäscheklammer und befestigen die Klammer an den Lüftungsschlitzen im Auto. So verteilt die Klimaanlage den anregenden und angenehmen Duft im Auto. Auch im Haushalt ist Latschenkiefer vielseitig einsetzbar. Einen zarten Wäscheduft erhalten Sie, wenn Sie auf einen kleinen Lappen etwa 2 Tr. Latschenkiefer und 3 Tr. Lemongrassöl geben, diesen im Wäschetrockner der Wäsche beilegen und so die Wäsche duftend trocknen lassen. Benutzen Sie statt scharfer Reinigungsmittel milde und duftneutrale Reiniger und geben je nach Geschmack 3 Tr. Latschenkiefer und 3 Tr. Orange mit dazu.

Mischung für die Duftlampe:
Morgenmuffel
3 Tr. Latschenkiefer, 3 Tr. Zitrone, 2 Tr. Grapefruit, 2 Tr. Rosmarin

WEISSTANNE

Botanischer Name: Abies alba
Familie: Kieferngewächse
Note: Kopf- und Herznote
Duftprofil: frisch, klar, trocken, würziger Waldduft
Gewinnung: Wasserdampfdestillation der Zweige und Nadeln
Duftthema: vermittelt Stärke, Reinigung, Kraft und Energie
Mischt sich gut mit: allen Zitrusölen, Myrte, Neroli, Cajeput, Lavendel, Rose
Körper: Bronchitis, grippale Infekte, Rhinitis, wirkt stark schleimlösend und bronchienerweiternd
Psyche: bei stressbedingter Erschöpfung, Frühjahrsmüdigkeit, Versagensangst

Die **Weißtanne** galt schon immer als Sinnbild für Hoffnung und Stärke. Der außergewöhnlich frische Duft des ätherischen Öls hellt die Stimmung auf und verhilft zu einem wachen Verstand.

Weißtanne ist ein bewährtes Öl für die Sauna. Geben Sie 3–5 Tropfen reines Öl auf eine Saunakelle Wasser. Gut vermischen und auf die heißen Steine geben. Das „pustet die Lunge frei"! (Achtung: Alle ätherischen Öle sind entflammbar, daher niemals unverdünnt auf die heißen Steine träufeln!)

Um den Tannenduft nicht nur in der Weihnachtszeit zu genießen, können Sie sich Ihre eigene Duftkerze gestalten. Geben Sie einige Tropfen ätherischen Öls, je nach Geschmack, in flüssiges Kerzenwachs und lassen es in einer Form (den Docht nicht vergessen) aushärten.

Mischung für die Duftlampe:
Besinnliche Stunden
3 Tr. Weißtanne, 5 Tr. Zitrone, 2 Tr. Zimtrinde

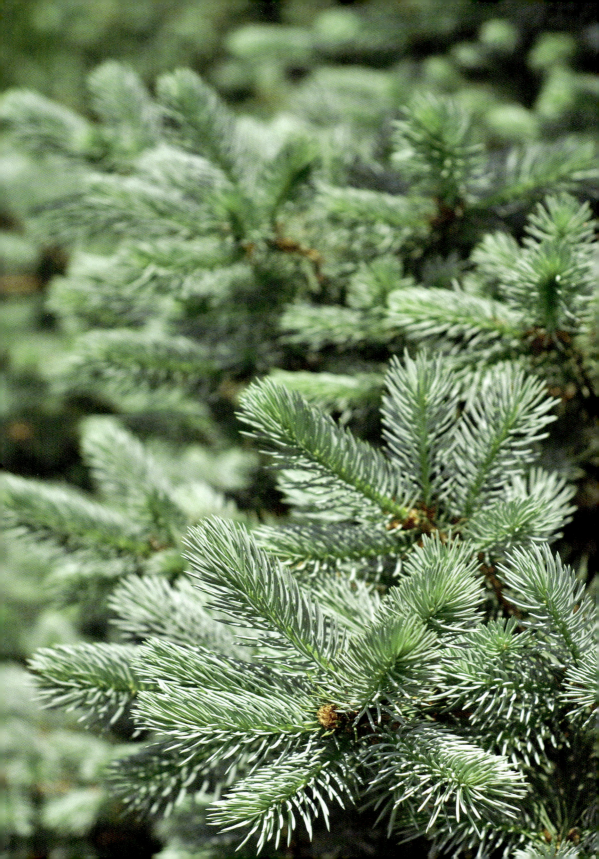

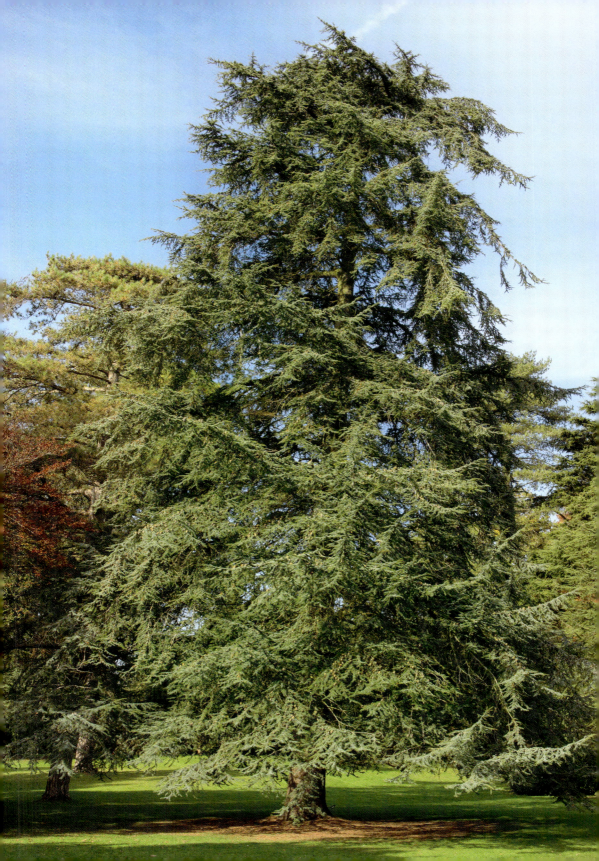

ZEDER

Botanischer Name: Cedrus atlantica
Familie: Kieferngewächse
Note: Basisnote
Duftprofil: warm, balsamisch-holzig, männlich
Gewinnung: Wasserdampfdestillation der Holzspäne
Duftthema: ausgleichend, stabilisierend, stärkt Kraft und Selbstvertrauen, harmonisierend
Mischt sich gut mit: Bergamotte, Geranie, Lavendel, Neroli, Rose, Wacholder, Zirbelkiefer
Körper: bei Atemwegsinfektionen, Heuschnupfen, wirkt antiseptisch, bei Entzündungen der Haut reinigend und beruhigend
Psyche: stärkend, angstlösend, stimmungsaufhellend, beruhigend bei Aggressionen, harmonisierend, wichtiges Öl im Klimakterium, bei Niedergeschlagenheit und Trauer, erdet bei Trennungen und Neuanfang, gibt Würde und Stärke

Der **Zedernbaum** wirkt majestätisch und kraftvoll und diese Symbolik überträgt sich auch auf das Öl. Zedernöl ist ein starker Helfer in einschneidenden Lebenssituationen. Mit seiner aufbauenden Kraft stärkt es das Selbstvertrauen in schwierigen Situationen und hilft mutig neue Wege zu gehen. Seine harmonisierende Wirkung hilft bei Schlafstörungen und lässt uns gelassener und sicherer werden. Es ist besonders gut wirksam bei Schul- und Prüfungsängsten und außerdem ein beliebtes Männerschlaföl bei Albträumen.

Mischungen für die Duftlampe:
Gelassen und konzentriert bei Prüfungen
4 Tr. Zeder, 3 Tr. Lavendel , 2 Tr. Neroli, 1 Tr. Rose
Meditationsmischung – Ich finde meine Mitte
3 Tr. Zeder, 2 Tr. Weihrauch, 2 Tr. Rosengeranie
Antistressmischung
3 Tr. Zeder, 2 Tr. Grapefruit, 3 Tr. Lavendel, 2 Tr. Rosenholz

ZIRBELKIEFER

Botanischer Name: Pinus cembra
Familie: Kieferngewächse
Note: Kopfnote/Basisnote
Duftprofil: holzig, frisch, rein
Gewinnung: Wasserdampfdestillation der Zweige und Äste mit Nadeln
Duftthema: stärkend, reinigend, klärend
Mischt sich gut mit: allen Zitrusölen, Minze, Lemongrass, Rosmarin, Wacholder, Zypresse
Körper: durchblutungsfördernd, stärkend, reinigend, wirkt antiseptisch, gut bei Muskelverspannungen und rheumatischen Beschwerden
Psyche: verleiht Ausdauer, Mut, Durchhaltevermögen, Stärke, gut bei Antriebslosigkeit, mangelndem Selbstbewusstsein und Energielosigkeit, gibt Widerstandskraft und Lebenswillen, reinigt innerlich, gilt als Schutzöl für bessere Abgrenzung

Die **Zirbelkiefer** gilt als die „Königin der Alpen". Bereits seit Jahrhunderten werden die positiven Wirkungen des Zirbenholzes auf den menschlichen Organismus genutzt. Die ätherischen Öle des Zirbenholzes tragen zur Entspannung und zum allgemeinen Wohlbefinden bei und versprechen einen erholsameren Schlaf. Mittlerweile kann man Zirbenholz in vielfältiger Form erwerben, zum Beispiel als Holzkugeln oder gar ein ganzes Bett aus Zirbenholz. Zirbenöl ist ein natürlicher Insektenschutz, und eine Duftlampe vertreibt die lästigen Stechmücken. Geben Sie in einen Roll-on-Behälter 10 ml Olivenöl mit 5 Tropfen Zirbenöl und reiben Sie damit über Ihre Unterarme und Beine. So werden Sie die Plagegeister los. Etwas Besonderes sind Wasserkaraffen mit einem Zirbenkugel-Verschluss. Gefüllt mit frischem Quellwasser nimmt das Wasser nach einiger Zeit den Geschmack der Zirbe an und wirkt wohltuend für den Körper. Gerne gebe ich noch ein paar Stückchen frischen Ingwer oder einen Zweig Pfefferminz ins Wasser und erhalte so ein außergewöhnliches Erfrischungsgetränk.

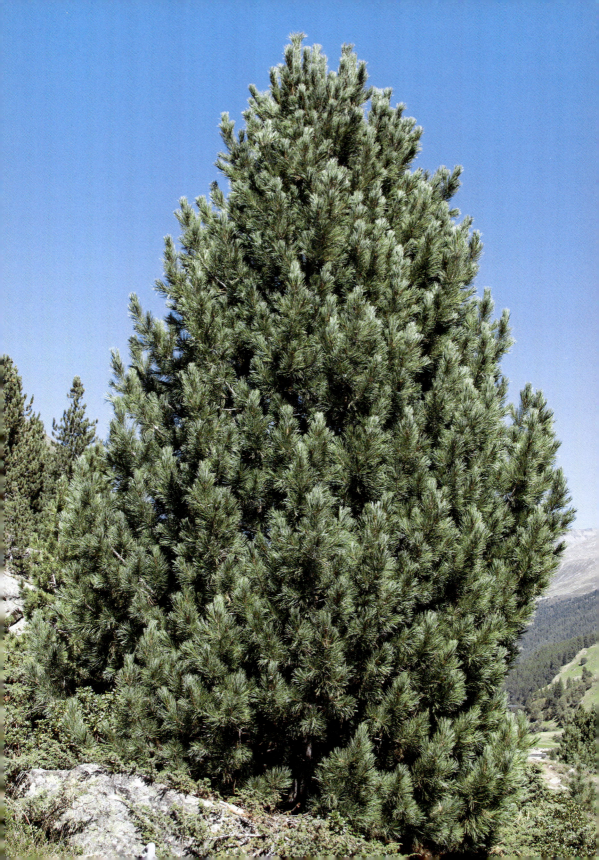

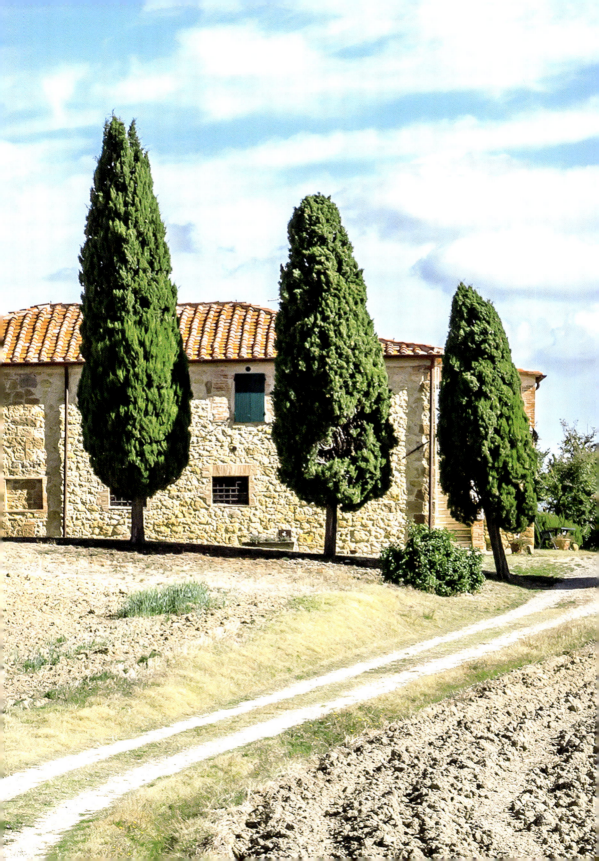

ZYPRESSE

Botanischer Name: Cupressus sempervirens
Familie: Zypressengewächse
Note: Kopf- und Herznote
Duftprofil: herb, klar, harzig, holzig
Gewinnung: Wasserdampfdestillation der Zweige und Zapfen
Duftthema: gibt Bodenhaftung, stabilisiert, aufrichtend, straffend
Mischt sich gut mit: allen Zitrusölen, Wacholder, Patchouli, Zeder, Lavendel, Rose
Körper: wirkt zusammenziehend dort, wo zu viel Flüssigkeit ist, gut gegen Hämorrhoiden, Lymphödeme, bei starkem Schwitzen, wirkt stark schleimlösend und bronchienerweiternd
Psyche: konzentrationsfördernd – ein hervorragendes Lernöl, strukturierend, ausgleichend, bei Mutlosigkeit und Schwäche, bei Müdigkeit und Stimmungsschwankungen

Die herb duftende **Zypresse** stammt ursprünglich aus Asien. Schon in der Antike war sie als wichtige Heilpflanze wohlbekannt. Zypressenöl ist eine große Hilfe um innere Zerstreutheit zu überwinden, sich zu sammeln und aufs Wesentliche zu konzentrieren. Wenn man das Gefühl hat, in der „eigenen Gefühlssuppe unterzugehen" hält das Öl „zusammen" und gibt Halt.

Mischung für die Duftlampe:
Dicke Luft im Büro!
3 Tr. Zypresse, 5 Tr. Grapefruit , 2 Tr. Lavendel

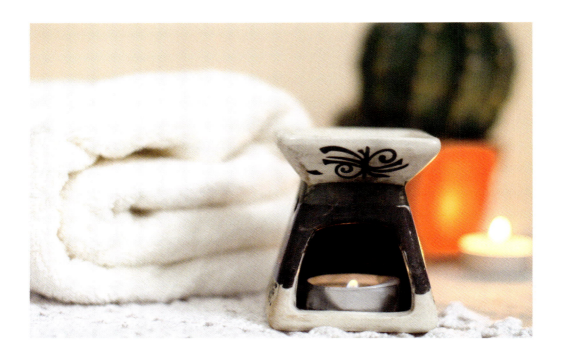

Praktische Tipps & weitere Rezepte

A) Was ist beim Kauf zu beachten?
Wenn Sie sich ein Sortiment an ätherischen Ölen zulegen, ist es wichtig, auf gute Qualität zu achten. Hochwertige Öle haben ihren Preis. Schon bei vergleichsweise preiswerten Ölen wie Lavendel oder Orange benötigt man zur Herstellung von 1 kg ätherischen Öles 150–180 kg Lavendel, bzw. 250–300 kg Orangenschalen. Bei dem teuren und sehr hochwirksamen Melissenöl ergeben 7 000 kg (!) gerade einmal 1 kg ätherisches Öl. Qualitätsmerkmale für ein hochwertiges Öl sind folgende Hinweise auf der Verpackung:
- 100 Prozent naturrein
- authentisch (d. h. enthält nur Öl der angegebenen Stammpflanze)
- unverfälscht (d. h. enthält keine künstlichen oder synthetischen Zusätze)
- sortenrein (d. h. wurde nicht mit billigen Ölen gestreckt)
- kbA (kontrolliert biologischer Anbau)
- Einteilung der Düfte bei Ölmischungen

Kopfnote – die Geistesebene:
- frische, leichte beschwingte Düfte mit kurzer Haftungsdauer (wie Zitrusöle)
- beleben, setzen Energie frei, fördern die Konzentration
- Die Kopfnote ist der Duft, der in den ersten Minuten nach dem Auftragen auf die Haut wahrnehmbar ist.
- Beispielöle sind Bergamotte, Minze, Melisse, Zypresse.

Herznote – die Seelenebene:
- blumige, lieblich würzige Düfte
- Herz erwärmend, Kreislauf beruhigend, helfen in hektischen Situationen
- Die Herznote ist der Duft, der wahrnehmbar ist, wenn sich die Kopfnote verflüchtigt hat.
- Beispielöle sind Iris, Latschenkiefer, Mimose, Lavendel, Zedernholz.

Basisnote – die Körperebene:
- schwere, erdige, tiefe, lang anhaftende Düfte
- Stabilisierung der Psyche, helfen beim Auftanken und Kräftesammeln
- Die Basisnote ist der Duft, der als Letztes wahrnehmbar ist. Sie enthält lang anhaftende, schwere Duftstoffe, die eine Woche haften können.

C) Der richtige Umgang mit ätherischen Ölen
- Lagern Sie die Öle kühl und lichtgeschützt in dunkel gefärbten Glasflaschen.
- Für Kinder unzugänglich aufbewahren.
- Kontakt mit Schleimhäuten unbedingt vermeiden.
- Um allergische Reaktionen auszuschließen, sollte vor der Verwendung auf der Haut (als Bad, Duschgel, Körper- oder Massageöl) ein Allergietest durchgeführt werden. Geben Sie etwas von der Ölmischung auf die Ellenbeuge. Tritt nach 10 Minuten keine Rötung ein, kann die Mischung verwendet werden.
- Ätherische Öle sind nicht wasserlöslich, jedoch fettlöslich.
- **Nie pur auf der Haut anwenden!** Nur in Verdünnung mit Basisölen anwenden. Basisöle sind fette Öle, die als Trägeröl für die ätherischen Öle fungieren. Diese können je nach Geschmack und Verwendungsmöglichkeit ausgewählt werden. Für jeden Hauttyp geeignet (und die kostengünstigsten Varianten) sind Jojobaöl und hochwertiges Olivenöl. Mit diesen beiden Ölen können Sie nichts falsch machen und sie eignen sich sehr gut, wenn Sie in der Aromapflege noch Anfänger sind und unterschiedliche Mischungen ausprobieren wollen. Mandelöl ist ebenfalls ein Klassiker unter den fetten Ölen und ist besonders bei trockener Haut sehr wirkungsvoll. Sesamöl, das häufig in Ayurveda-Behandlungen Anwendung findet, kann sehr gut leicht erwärmt werden und ist ein hervorragendes Massageöl.

D) Anwendung bei Raumsprays und Duftlampen

Die wichtigste Regel bei der Anwendung von ätherischen Ölen: **Weniger ist mehr!** Die Kunst liegt in der feinen Dosierung.

Die einfachste Art, Einzeldüfte zu genießen, ist die Verwendung einer „Duftblume": Drehen Sie ein normales Papiertuch zu einer Blumenform und geben 2–3 Tropfen Ihres bevorzugten Duftes darauf. Dann schnuppern Sie daran, wann immer Sie das Bedürfnis danach haben. Eine Wohnraumaromatisierung harmonisiert die Atmosphäre, reinigt die Raumluft und kann je nach Auswahl der ätherischen Öle anregen und vertiefen oder ausgleichen und beruhigen.

Ein praktischer Duftspender für jede Situation sind selbst gemachte Airsprays. Sie benötigen dazu eine Flasche mit Zerstäuberaufsatz. Als Träger-Flüssigkeit kann Apothekenalkohol verwendet werden. Bei 30 ml Alkohol 10–15 Tropfen ätherisches Öl. Die zweite Möglichkeit zur Herstellung von Raumsprays: Etwa 10 Tropfen ätherisches Öl auf einen Teelöffel Salz geben, mit 30 ml destilliertem Wasser vermischen, schütteln. Da ich viel unterwegs bin und oft in Hotels übernachte, habe ich mir angewöhnt, mein selbst gemachtes Airspray mitzuführen. So kann ich jedem fremden Ort sofort meine ganz persönliche, heimelige Atmosphäre geben.

Für eine stilvolle Beduftung mittelgroßer Räume eignet sich eine klassische Duftlampe mit Teelicht. Die Öle werden dafür mit Wasser vermischt in den Behälter gegeben und verdunsten dort durch die Wärme des Kerzenlichtes. Am besten eignet sich kalkfreies, gefiltertes oder destilliertes Wasser. Achten Sie darauf, dass die Schale der Duftlampe immer mit Wasser gefüllt ist, da ansonsten die Schale überhitzen und reißen kann. Die Schalen von Duftlampen müssen nach jedem Gebrauch gereinigt werden, damit sich die Reste der ätherischen Öle nicht festsetzen. Duftbrunnen schaffen wohltuende Luftfeuchtigkeit (besonders in zentral beheizten Räumen) und sind gleichzeitig ein schöner Blickfang in Wohn- und Arbeitsräumen. Besonders gut geeignet für Duftbrunnen ist weiches Regenwasser oder abgekochtes Leitungswasser mit max. 10 Tropfen ätherischem Öl pro Tag. Für kleine Räume (wie WC oder Speisekammer) eignet sich ein Duftstein aus Terrakotta oder ein Duftvlies. Die Öle werden direkt daraufgegeben und breiten sich in der näheren Umgebung aus. Für größere Räume oder für Praxen, Konferenz- und Seminarräume ist ein Aromastream oder ein Aromaventilator sinnvoll. Die Öle werden in Kartuschen in das Gerät gegeben und durch einen Ventilator in die Raumluft verwirbelt. Auch hier gilt weniger ist mehr: nur stundenweise aktivieren. Für die Dosierung gilt als Faustregel etwa 10 Tropfen ätherisches Öl für einen 20 qm großen Raum.

Tipp: Sie ziehen gerade um oder renovieren? Geben Sie einen ätherischen Duft Ihrer Wahl in die Wandfarbe. Sehr gut eignet sich Zirbelkiefer oder ein Zitrusduft. Auf 1 Liter Wandfarbe circa 10 ml ätherisches Öl dazugeben, und schon zieht ein frischer Duft durch die Räume.

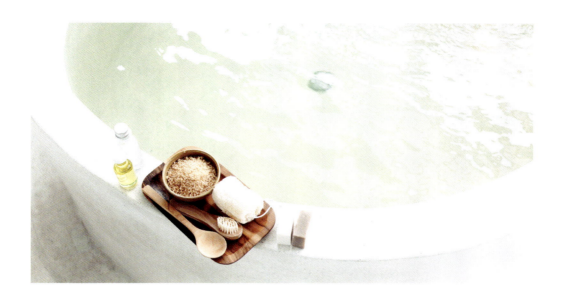

E) Rezepte für (Körper-)Mischungen

Während es bei Raumsprays und Duftlampen nicht zwingend notwendig ist, die genaue Menge der ätherischen Öle einzuhalten, sollten Sie die vorgegebene Dosierung bei Mischungen, die Sie für den Körper verwenden, nicht überschreiten. Warum? Wegen ihrer lipophilen Eigenschaft, schnell in die Haut einzudringen, sind ätherische Öle für die Hautpflege geeignet, aber bei Einreibungen, Massagen und Bädern dringen die Wirkstoffe über die Haut und die Schleimhäute ins Gewebe und in den Blutkreislauf ein. Auf diesem Wege können Sie den ganzen Organismus beeinflussen. Ätherische Öle sind natürliche Produkte von sehr hoher Konzentration mit vielfältiger Wirkungsweise und sollten genauso verantwortungsbewusst und vorsichtig dosiert werden wie Medizin.

Grundmischungen

Körper- und Massageöl

Geben Sie 20–25 Tropfen ätherisches Öl auf 100 ml Basisöl.

Aromavollbad

Um ätherisches Öl als Badezusatz zu nutzen, müssen Sie es stets mit Emulgatoren mischen. Meine Lieblingsvariante, die eine unvergleichlich zarte Haut macht, ist folgende: 3 Esslöffel Olivenöl mit ½ Becher Sahne mischen. Etwa 15 Tropfen ätherisches Öl zugeben.

Falls Sie es hinterher weniger putzintensiv wünschen, empfehle ich folgende Grundvariante für Vollbäder: 4 Esslöffel Neutralseife (im Reformhaus oder in der Apotheke erhältlich) plus ¼ Becher Sahne mit circa 15–20 Tropfen ätherischem Öl mischen.

Duschgel/Shampoo

In 200 ml neutrale Seife (im Reformhaus, Apotheke oder Fachhandel erhältlich) geben Sie 20 Tropfen ätherisches Öl.

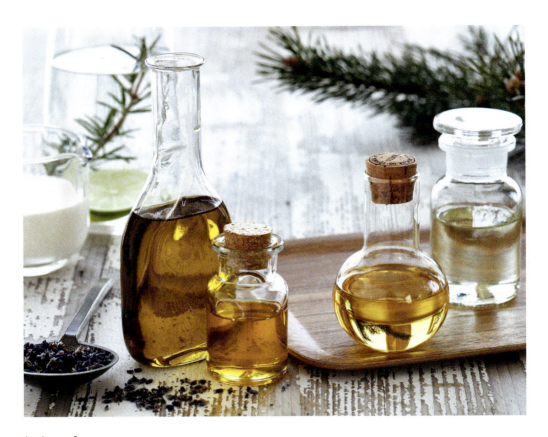

Mischungen mit Walddüften

Entspannungsbad
4 EL Emulgator (Neutralseife/Sahne)
3 Tr. Lavendel
2 Tr. Melisse
3 Tr. Zeder
4 Tr. Orange

Shampoo für fettes Haar
200 ml neutrale Flüssigseife
10 Tr. Zeder
10 Tr. Lavendel
5 Tr. Bergamotte
5 Tr. Melisse

Massageöl bei Muskelverspannungen
100 ml Basisöl
5 Tr. Douglasfichte
8 Tr. Lavendel
5 Tr. Limette
3 Tr. Rosmarin
3 Tr. Wacholder

Körperöl bei Schlafstörungen (zum Auftragen auf die Füße)
Bei Schlafstörungen reiben Sie sich mit diesem Öl vor dem Zubettgehen die Fußsohlen ein.
100 ml Basisöl
6 Tr. Zeder
7 Tr. Lavendel
5 Tr. Melisse
3 Tr. Bergamotte

Körperöl bei Schlafstörungen (zum Auftragen auf den Bauch)
Legen Sie sich, bevor Sie das Körperöl auftragen, einen feucht-warmen Wickel auf den Bauch. Dazu tauchen Sie ein kleines Gästehandtuch in heißes Wasser (so heiß wie gerade noch erträglich), wringen es fest aus und legen es auf Ihren Bauch. Ein trockenes Handtuch zur Abdeckung darüberlegen, damit die Haut nicht auskühlt. Nach etwa 10 Minuten entfernen und das Körperöl auftragen. Feuchtwarme Haut nimmt die ätherischen Öle besser auf.
50 ml Jojobaöl (oder ein anderes Basisöl)
3 Tr. Zeder
3 Tr. Lavendel
2 Tr. Mandarine
1 Tr. Vanille
1 Tr. Rose

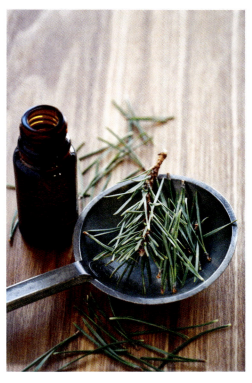

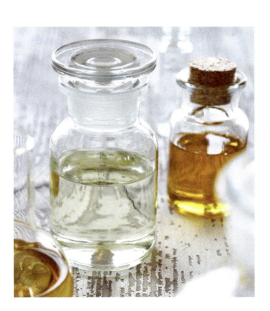

Körperöl bei mangelndem Selbstvertrauen
50 ml Mandelöl
3 Tr. Riesentanne
1 Tr. Jasmin
2 Tr. Lorbeer
3 Tr. Grapefruit

Erkältungsöl zum Einreiben
50 ml Basisöl
5 Tr. Latschenkiefer
4 Tr. Thymian
5 Tr. Lavendel

Duftmeditation

Düfte sind also ein sehr starker Anker und unser Gehirn kann einen Duft sofort mit einem bestimmten Gefühl abspeichern. Durch wiederholtes Benutzen des Duftes kann dieses Gefühl jederzeit wieder hervorgerufen werden. Mit den folgenden Übungen wollen wir das Gefühl der Entspannung, Ruhe und Ausgeglichenheit in uns verankern. Absolvieren Sie die erste Übung in der Natur und die zweite zu Hause. So kann Ihr Duftgedächtnis zukünftig an diesem Orten das wunderbare Entspannungsgefühl wieder abrufen.

Erste Übung – im Wald

- Beginne die Übung wie jede vorangegangene Waldübungen, indem du beim Betreten des Waldes alles, was dich belastet, und alle Aufgaben und Anforderungen, die vor dir liegen, ausblendest.
- Du bist ganz im Hier und Jetzt, dies ist deine persönliche Stunde, die dir gehört.
- Keiner will etwas von dir, keiner fordert etwas von dir.
- Du beginnst deinen Weg in den Wald in deinem Rhythmus, mit deiner Geschwindigkeit.
- Du atmest beim Gehen langsam und gleichmäßig ein und wieder aus.
- Bei jedem Einatmen atmest du Entspannung ein, bei jedem Ausatmen Anspannung aus.
- Du gehst und gehst und bemerkst, dass du bei jedem Schritt entspannter und entspannter wirst.
- Pflücke ein paar Tannennadeln und zerreibe sie in der Hand, sodass die ätherischen Öle freigesetzt werden.
- Bei jedem weiteren Schritt riechst du beim Einatmen an den Tannennadeln in deinen Händen und atmest weiterhin Entspannung ein und Anspannung aus.
- Wenn du einen schönen Platz findest, der sich gut für dich anfühlt, dann setze dich hin. Das kann unter einem Baum sein, auf einer sonnendurchfluteten Waldlichtung oder im weichen Moos. Vielleicht an einem plätschernden Bach oder auf einem Baumstamm. Dein Unterbewusstsein führt dich an den für dich perfekten Ort.
- Setze dich hin, schließe die Augen und atme weiterhin den Duft der Tannennadeln ein.
- Leere Deinen Geist und lasse die Gedanken kommen und gehen, ohne sie festzuhalten.
- Atme weiterhin tief und gleichmäßig.
- Du spürst, wie sich die Entspannung durch deinen ganzen Körper ausbreitet.
- Dein ganzer Körper ist nun entspannt und ganz leicht.
- Du atmest weiterhin den Duft der Tannennadeln ein und sagst mehrmals laut zu dir: Ich bin total entspannt und gelassen.

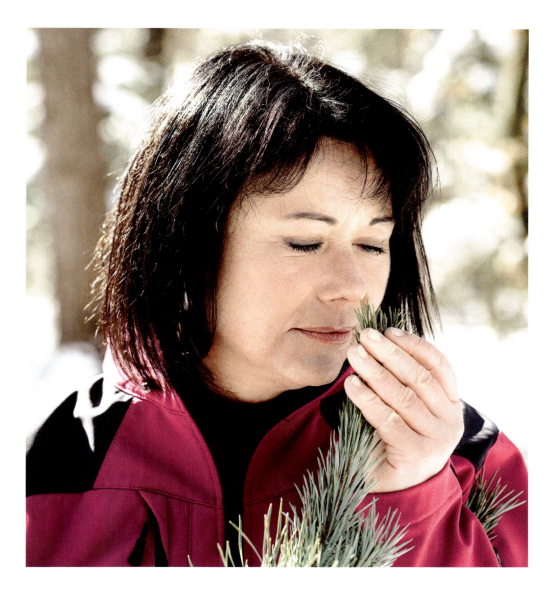

* Spüre in deinen Körper, welche positiven Gefühle die Entspannung in dir auslösen, und rieche erneut an den Tannennadeln in deinen Händen.
* Bleibe so lange an deinem ganz besonderen Platz sitzen, wie es sich für dich gut anfühlt.
* Den Rückweg gehst du wieder in deiner eigenen Geschwindigkeit. Achtsam und entspannt.
* Halte deine Gefühle beim Nachhausekommen in deinem Tagebuch fest.
* Wenn du das nächste Mal in den Wald gehst, einige Tannennadeln in den Händen zerreibst, daran riechst und deinen besonderen Platz aufsuchst, werden sich die gleichen positiven und entspannten Gefühle wieder einstellen.

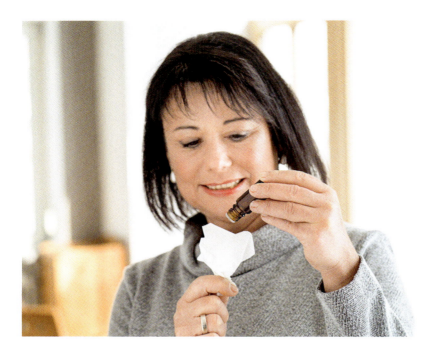

Zweite Übung – zu Hause: eine Übung zur Ressourcenstärkung

Diese Übung eignet sich sehr gut, wenn man das Gefühl hat, im Chaos zu versinken, und die ganze Welt negativ erscheint. Sie holt die Erinnerung zurück, dass es auch Schönes, Positives, Glückliches gab.

- Nimm dir eine Stunde Zeit und suche dir in deinem Zuhause einen besonderen Wohlfühlort. Ein Platz, an dem du dich sicher, geschützt, geborgen und unbeobachtet fühlst. Mache es dir bequem.
- Wähle ein ätherisches Öl, einen einzelnen Duft oder eine Duftmischung aus und gebe 2–3 Tropfen auf ein Dufttuch.
- Du schließt die Augen und atmest tief ein und wieder aus. Mit jedem Einatmen atmest du Entspannung ein, mit jedem Ausatmen atmest du Anspannung aus.
- Wiederhole das Atmen 5-mal oder so lange, bis du merkst, dass du ganz ruhig und entspannt bist, dass kein Muskel verkrampft ist.
- Gehe in Gedanken durch deinen Körper und fühle vom Kopf bis zu den Zehenspitzen in jeden Muskel hinein.
- Wenn du noch angespannte Muskeln findest, entspanne sie.
- Nun gehe in deinen Gedanken an einen Ort, an dem du dich ganz besonders wohlfühlst. Das kann ein realer Ort sein oder ein Ort, der nur in deiner Fantasie existiert.
- Schaue dich in Gedanken an diesem Ort um, du fühlst dich wohl und wirst immer entspannter.
- Lasse nun in deinen Gedanken einen Moment deines Lebens erstehen, an dem du sehr glücklich warst. Das kann ein Moment sein, an dem du dich sehr geliebt und wertgeschätzt gefühlt hast,

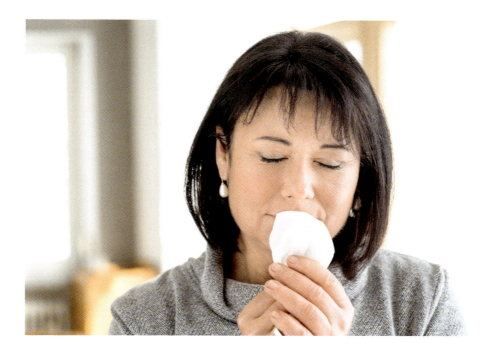

ein Moment, an dem du sehr erfolgreich warst oder an dem dir etwas Besonderes gelungen ist. Ein Moment, an dem das Leben für dich perfekt erschien.
- Lasse diesen Moment nun ganz klar vor deinen inneren Augen entstehen und spüre die Gefühle, die für dich mit diesem Moment verbunden sind. Glück, Erfolg, Liebe, Wertschätzung.
- Rieche nun, wenn du den glücklichen Moment am stärksten spürst, mehrmals an deinem vorbereiteten Dufttuch und atme dabei gleichmäßig ein und wieder aus.
- Bei jedem Einatmen des Duftes verstärkt sich nun das Glücksgefühl.
- Nun stelle dir eine Farbe vor, die zu diesem Glücksgefühl passt.
- Atme erneut den Duft ein und stelle dir vor, dass dein Atem in deiner Farbe eingefärbt durch deinen Körper fließt, und sich so das glückliche und positive Empfinden durch deinen ganzen Körper ausbreitet.
- Bade nun einige Zeit in diesem Glücksgefühl.
- Verabschiede dich in Gedanken von deinem ganz besonderen Ort. Du weißt, dass du jederzeit, wann immer du willst, hierher zurückkommen kannst.
- Notiere deine Gefühle, Empfindungen und Gedanken in deinem Tagebuch.
- Wenn du dich in Zukunft niedergeschlagen fühlst und die Welt um dich herum grau in grau erscheint, dann wiederhole diese Übung mit dem Duft, der dir die Erinnerung an all das Schöne und Positive, das du in deinem Leben erfahren hast, zurückbringt.

Duftmeditation

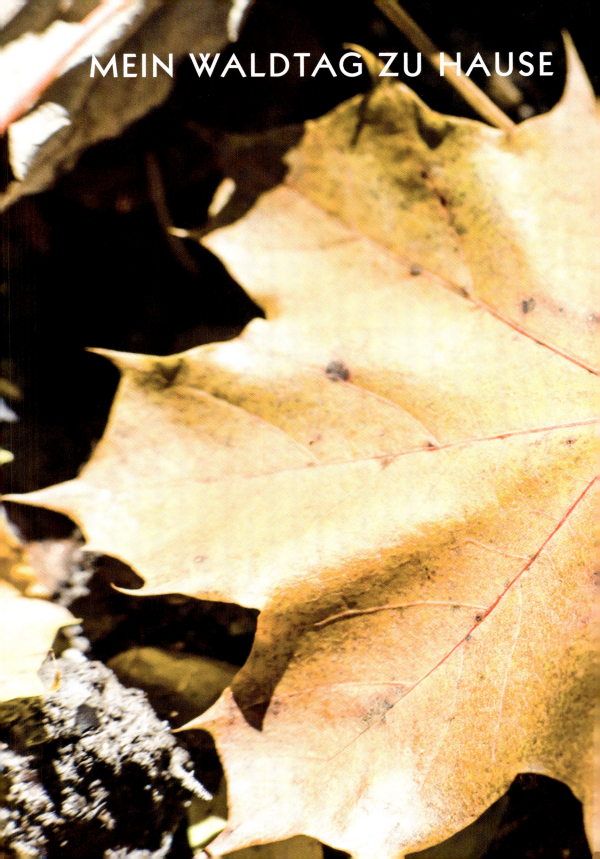
MEIN WALDTAG ZU HAUSE

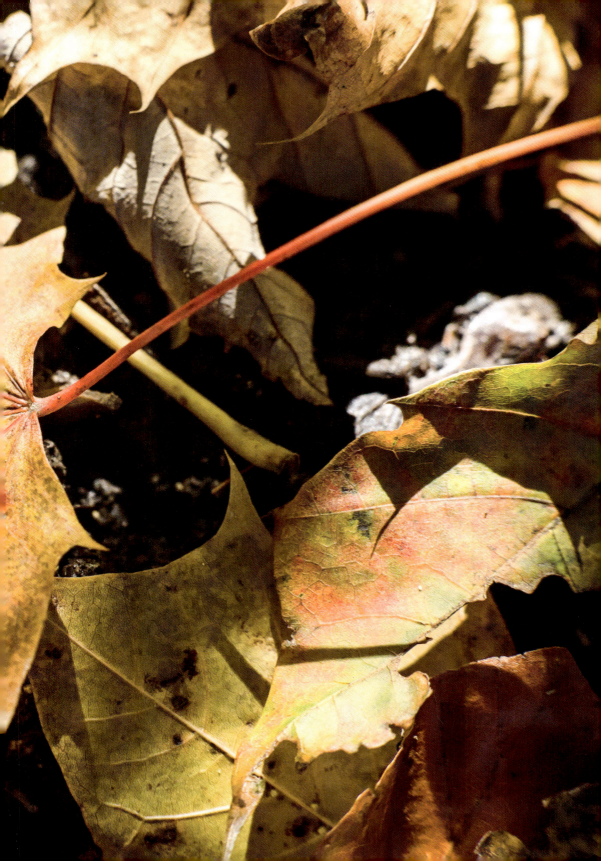

DEN WALD NACH HAUSE HOLEN

Wenn die Tage dunkler und grauer werden und das Wetter nicht dazu einlädt, das Haus zu verlassen, holen Sie sich den Wald in Ihre eigenen vier Wände. Es ist wissenschaftlich nachgewiesen, dass sich bereits durch das Betrachten eines einzelnen Baumes oder eines Waldbildes der Blutdruck und der Stressspiegel senken lassen. Nutzen Sie diese Erkenntnis und kreieren sich zu Hause ein Wald- und Wohlfühlambiente. Gönnen Sie sich ein bis zwei Stunden Entspannung und Nichtstun.

So bereiten Sie Ihren ganz persönlichen „Ich-bin-heute-mal-im-Wald"-Tag vor: Wenn Sie das Glück haben, in einem Haus zu wohnen, in dem ein Baum vor einem Fenster steht, dann richten Sie sich dort mit Blick auf den Baum ein. Ansonsten hängen Sie ein oder mehrere Bilder von Bäumen und Wäldern auf. Es gibt zum Beispiel wunderschöne Kalender mit herrlichen Waldbildern, die man dafür nutzen kann. Oder Sie legen sich einen schönen Bildband über den Wald zurecht, in dem Sie dann blättern können. Falls Sie keine bequeme Couch oder einen Relaxsessel haben, können Sie eine Gartenliege mit Decken und Kissen zu Ihrer persönlichen Wohlfühloase umfunktionieren. Dekorieren Sie Tannenzweige und drapieren Sie gesammelte Tannenzapfen, Moos, herbstliche Blätter oder besonders schöne Steine, die Sie auf Ihren Waldgängen gesammelt haben, zu einem Potpourri. Legen Sie Musik auf. Das kann Meditationsmusik oder klassische Musik sein oder jede Art von Musik, die Sie zur Ruhe kommen lässt. Beduften Sie den Raum mit einer Duftlampe. Sehr gut eignet sich eine Meditationsmischung mit jeweils zwei Tropfen Zeder, Weihrauch und Sandelholz. Dimmen Sie grelles oder künstliches Licht und zünden Sie Kerzen an. Bereiten Sie sich einen Kräuter- oder Früchtetee zu und süßen ihn mit hochwertigem Waldhonig.

Die Vorbereitungen sind nun abgeschlossen und Sie beginnen Ihre ganz persönliche Ruhestunde mit einem Entspannungsbad. Mischen Sie sich einen Badezusatz aus je drei Tropfen Zeder, Lavendel, Orange und Melisse, drei Esslöffeln Sahne und drei Esslöffeln Olivenöl. Das Badewasser sollte eine Temperatur von 36,5 °C haben. Ich empfehle den Gebrauch eines Badethermometers, denn diese Temperatur entspricht genau der Körpertemperatur des Menschen und ist

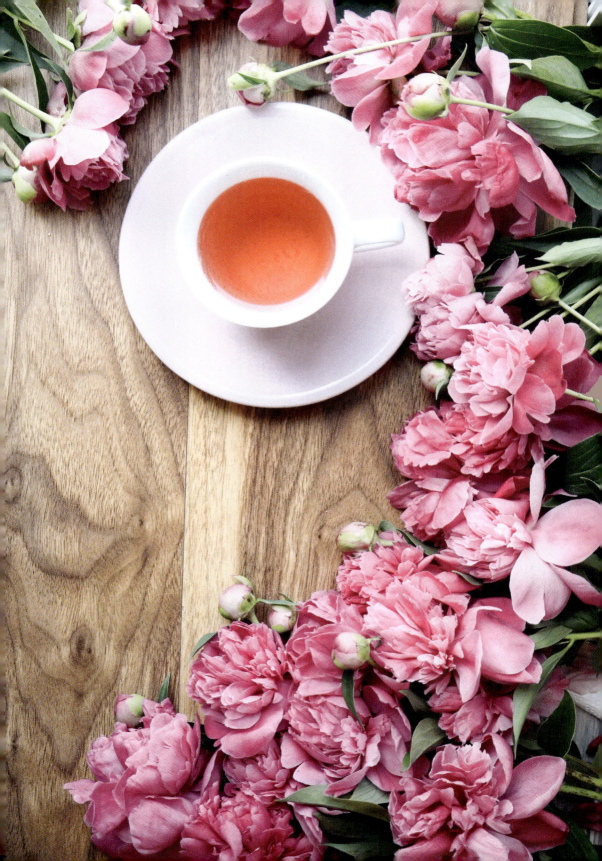

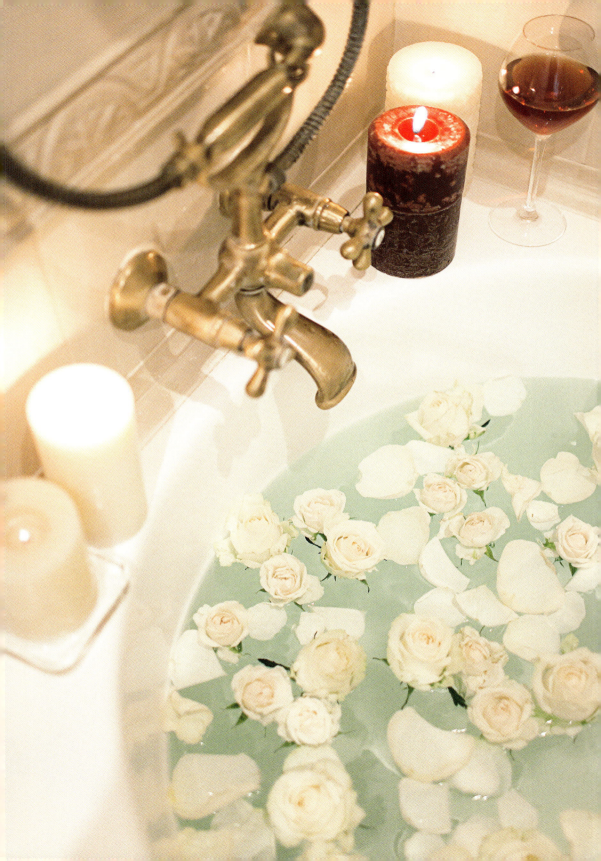

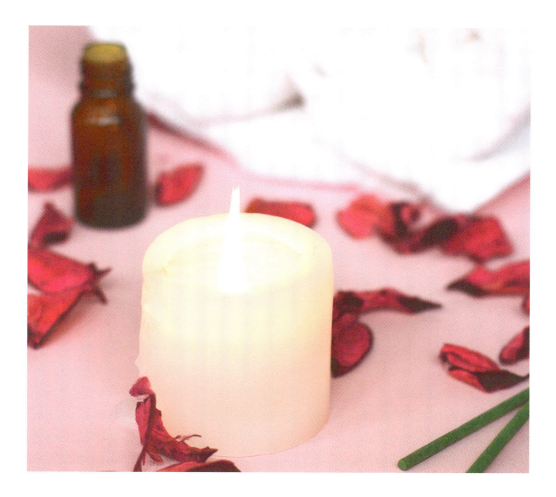

perfekt, um die Wirkstoffe der ätherischen Öle im Körper aufzunehmen. Wenn das Badewasser heißer ist, schwitzt der Körper und gibt die Wirkstoffe des Öles wieder ab. Bei kühlerem Wasser verschließen sich die Poren der Haut und die Wirkstoffe können erst gar nicht eindringen. Sind Sie normalerweise heißeres Badewasser gewohnt, werden Sie beim ersten Eintauchen das Gefühl haben, es sei zu kalt. Aber wenn Sie erst einmal entspannt in der Wanne liegen, werden Sie merken, dass die Wassertemperatur genau richtig ist. Bleiben Sie maximal 20 Minuten in Ihrem Entspannungsbad, dann hüllen Sie sich beim Verlassen der Wanne in ein großes Badelaken (im besten Falle ist es aus Leinen), ohne sich abzutrocknen. So können die ätherischen Öle weiter nachwirken.

Legen Sie sich nun in Ihrem vorbereiteten Waldraum auf Ihr Relaxmöbel und decken sich zusätzlich mit einer Wolldecke zu, sodass Sie es angenehm warm und wohlig haben. Nun können Sie komplett entspannt die Musik genießen, „Ihren" Baum oder Waldbilder betrachten, Ihre Gedanken schweifen lassen und nach einer Stunde frisch und voller neuer Energie wieder zum Alltag übergehen.

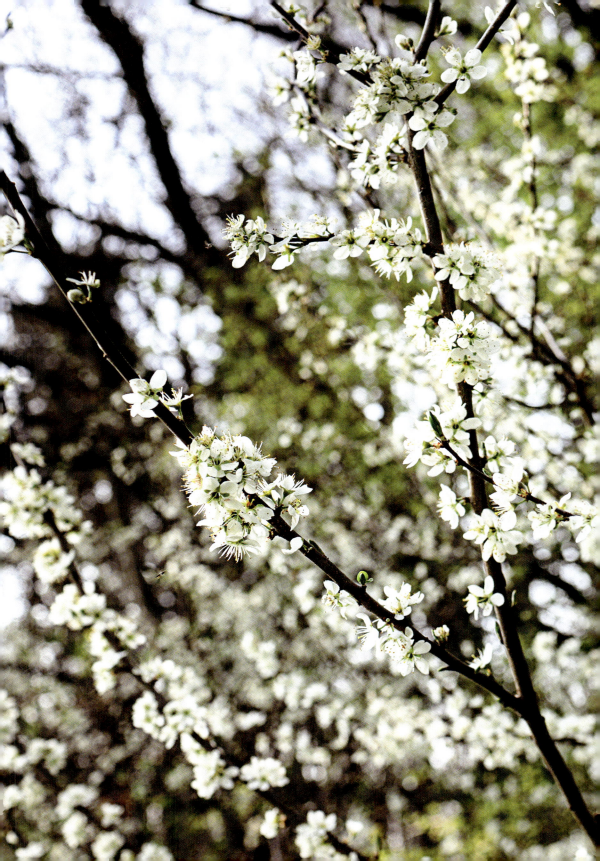

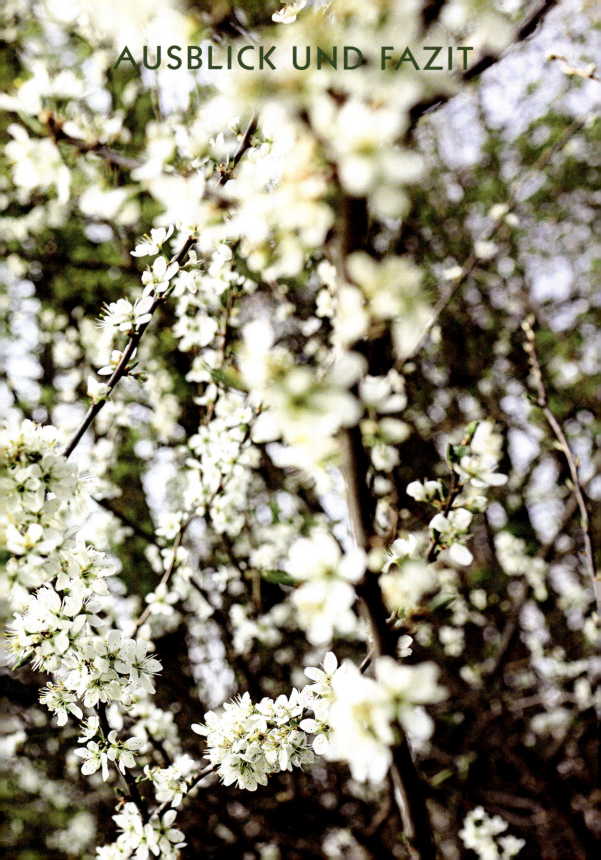

AUSBLICK UND FAZIT

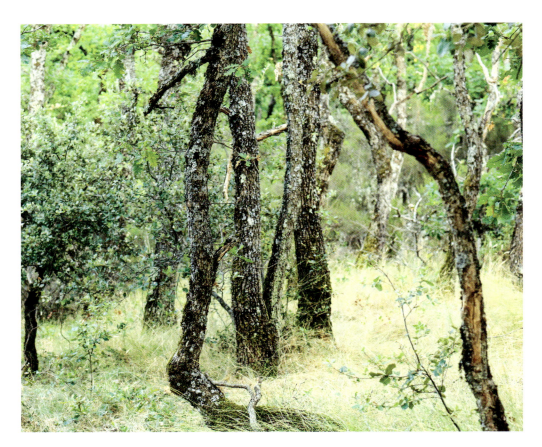

Schlussbemerkung

So, nun haben Sie alle Übungen absolviert, das Buch „durchgearbeitet" und den Wald entdeckt. Und nun? Wie geht es Ihnen? Was hat sich für Sie verändert? Überprüfen Sie Ihre Tagebuchaufzeichnungen: Haben Sie Ihr anvisiertes Ziel erreicht? Was hat sich verändert zwischen dem ersten Tag und dem letzten Tag? Konnten Sie das Erlernte und Geübte bereits im Alltag verwenden?

Ein Ziel ist es ja, die Entspannungswerkzeuge bei zukünftigen Stressreizen und stressigen Situationen unbewusst einzusetzen und zu nutzen. Je trainierter Sie sind in diesen Techniken, desto unbewusster werden Sie dieselben einsetzen können und desto stressfreier fühlen Sie sich. Etablieren Sie Ihren Waldtag fest im Kalender. Betrachten Sie diese Zeit nicht abfällig als „Nichtstun". In der heutigen Leistungsgesellschaft wird Nichtstun mit Zeitvergeudung gleichgesetzt. Aber ist die Zeit, in der man nichts tut, wirklich verschwendet? Dies ist Ihre persönliche FREI-Zeit, die Sie in Ihr Wohlbefinden und Ihre Gesundheit investieren. Sie werden merken, dass Ihr Unterbewusstsein nach einiger Zeit des Trainings bereits beim Betreten des Waldes so konditioniert ist, dass Sie automatisch Ihre Atmung anpassen und achtsam mit allen Sinnen „Waldbaden".

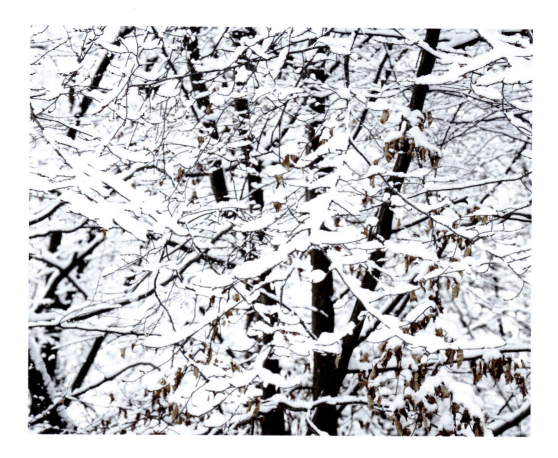

Und vergessen Sie nicht Ihre achtsame mentale Haltung:
- **Präsenz** – Seien Sie ganz „da" in allem, was Sie tun.
- **Gegenwart** – Leben Sie im Hier und Jetzt, nicht in der Vergangenheit.
- **Selbstvertrauen** – Machen Sie sich Ihre Ressourcen immer wieder bewusst.
- **Gelassenheit** – Betrachten Sie Probleme immer von zwei Seiten und im zeitlichen Abstand.
- Für mich gehören noch zwei weitere wichtige Facetten dazu: **Zufriedenheit** und **Dankbarkeit.**

Bei der allseits propagierten Suche nach dem „großen Glück" schenken wir den positiven und schöne Dingen, oftmals keine oder zu wenig Beachtung. Achtlos nehmen wir sie als gegeben hin, denn es könnte ja noch Größeres, Besseres, Schöneres kommen. Machen Sie sich eine Liste mit all den Aspekten, die Ihr Leben bereichern: Familie, Freunde, Job, Gesundheit. Freuen Sie sich daran. Und seien Sie dankbar dafür. Richten Sie den Blickwinkel auf das, was Sie haben, und nicht auf das, was Sie nicht haben. Notieren Sie sich alles Wunderbare, Positive Ihres Lebens in Ihr Tagebuch. So haben Sie es jederzeit vor Augen und Sie können sich bewusst machen, wie gut es Ihnen geht!

Ich wünsche Ihnen ein achtsames und entspanntes Leben.

So nutzen Sie Ihr Tagebuch:

Wenn Sie das Tagebuch vom Beginn Ihrer Übungen an einsetzen, können Sie Ihre Fortschritte genau dokumentieren und verfolgen.

- Rufen Sie sich zu Beginn einer Übung die positiven und schönen Dinge Ihres Lebens ins Gedächtnis. So werden Sie sich Ihrer Ressourcen bewusst.
- Formulieren Sie ganz klar Ihr **ZIEL**. Das kann ein Teilziel für einen Tag sein oder ein Ziel innerhalb eines bestimmten Zeitraumes.
- Formulieren Sie Ihr Ziel positiv: Nicht ich will WEG VON, sondern ich will **HIN ZU**.
- Ordnern Sie vor jeder Übung Ihr Ziel in einer Skala von 1–10 ein. Beispielsweise: Mein Ziel ist: Ich will entspannter sein. Wie groß ist Ihre momentane Entspannung auf einer Skala von 0–10 (0 bedeutet extrem angespannt und gestresst; 10 bedeutet tiefenentspannt)?
- Überprüfen Sie am Ende wieder mit der Skalierung die Erreichung Ihres Ziels. Hat sich etwas verändert?
- Notieren Sie:
  - **Gefühle,** die Sie während einer Übung intensiv verspüren
  - **Bilder,** die in Ihnen entstehen, oder Dinge und Szenen, die sie sehen und in sich ankern
  - **Duftwahrnehmungen**
  - schöne und besondere **Geräusche**
  - **Stimmungen,** die Sie spüren

Hier ein Beispiel für einen Eintrag:

1. Übung:
In meinem Leben geht es mir gut weil…
Mein ZIEL für heute ist:
Ich will heute entspannter sein.
Auf einer Skala von 0–10 liegt mein entspannter Zustand bei …
Diese Gefühle hatte ich bei meiner Übung: Glücklich/Traurig/ …
Diese Bilder kamen in mir hoch: …

Mein Tagebuch

Datum:

Mein Tagebuch   Datum:

_____

_____

_____

_____

_____

_____

_____

_____

_____

_____

_____

Vita

Esther Winter ist Heilpraktikerin für Psychotherapie und lebt mit ihrer Familie in Oberbayern. Sie absolvierte viele intensive Ausbildungen im In- und Ausland, u. a. zur zertifizierten Hypnosetherapeutin, Burnout- und Entspannungstherapeutin sowie Aromatherapeutin. In der innovativen psychosensorischen Therapie Havening Techniques ®, die auf Neurobiologie und Neurowissenschaft basiert, ist sie eine der ersten zertifizierten Practitioners in Deutschland. Neben den klassischen Therapien bietet sie in ihrer Praxis auch Einzelcoachings und Seminare mit dem Schwerpunkt Stressmanagement an.

Danke

Schon länger hatte ich die Idee, ein Buch zum Thema Achtsamkeit und Entspannung zu verfassen. Daher geht mein ganz besonderer Dank an Sonya Mayer vom Christian Verlag, dass sie mir die Chance gab, dies zu verwirklichen.

Einen ganz lieben Dank an meine Seelenfreundin Andrea Leonhardt, die als erste das Manuskript gelesen und überarbeitet hat!

Ein herzliches Dankeschön an Kathrin Augustin für die Entwicklung der wunderbaren und sehr leckeren Rezepte des „Waldmenüs".

Meiner Nachbarin Traudl Weißbacher danke ich sehr für viele wertvolle Tipps zu den Baumheilkräften und für inspirierende Waldspaziergänge.

Dem Fotografenteam Julia Hildebrand und Ingolf Hatz danke ich für die wunderschönen Bilder, die meine Übungen begleiten, und den traumhaften Tag im Wald.

Wenn Sie, liebe Leser und Leserinnen, mehr über mich oder die verschiedenen Methoden, mit denen ich arbeite, wissen wollen, schauen Sie doch auf meiner Website unter www.estherwinter.de vorbei.
Ob Fragen, Anregungen oder Kritik – ich freue mich über jede Nachricht von Ihnen.

Quelle

Eberle, Ute. Die Heilkraft der Bäume, in Geo kompakt Nr. 52/2017: Unser Wald, hrsg. von Michael Schaper, Gruner und Jahr, S. 60–69

Impressum

Produktmanagement: Sonya Mayer
Umschlaggestaltung, Layout und Satz: Helen Garner – Art und Weise
Textredaktion: Regina Wiesmaier
Korrektur: Franziska Sorgenfrei
Repro: LUDWIG:media, Zell am See
Herstellung: Barbara Uhlig

Text: Esther Winter
Fotografie: siehe Bildnachweis
Rezeptentwicklung Waldmenü und Foodstyling: Kathrin Augustin
Printed in Slovenia by Florjancic

Bildnachweis
People, Still Life, Landscape Fotografie: Ingold Hatz & Julia Hildebrand: S. 40–41; 42; 43; 49; 54–55; 58; 61; 62; 65; 66; 67; 69; 70; 71; 73; 74; 75; 80–81; 83; 85; 86; 88; 90–91; 93; 95; 97; 101; 102; 103; 104; 105; 106; 107 (beide); 108; 112–113; 132; 133 (beide); 135; 136; 137; 138–139; 144–145; 146; 147
Shutterstock (www.shutterstock.com): Inga Nielsen: Cover; S. 8–9; Patryk Kosmide: S. 11; Andriy Blokhin: S. 12, 13; blazg: S. 15; Victor Shnayder: S. 16; zlikovec: S. 17; dugdax: S. 18; Kuttelvaserova Stuchelova: S. 19; vvoe: S. 20; Andriano: S. 21; guentermanaus: S. 22; PJ photography: S. 23; Elena Umyskova: S. 24; onthewaybackhome: S. 25; Rob Rye: S. 26; 1000 words: S. 27; Real Moment: S. 28; Bos 11: S. 29; Volcko Mar: S. 30; JurateBuiviene: S. 31; Dariusz Leszczynski: S. 32; Marco Maggesi: S. 33; Aleoks: S. 34; Kletr: S. 35; Simone Morris: S. 36; Israel Hervas Bengochea: S. 37; mubus7: S. 38; Landscape Nature Photo: S. 39; Chayantorn Tongmorn: S. 44; Brocreative: S. 47; Danil Nevsky: S. 50; Pung: S. 57; Denis Vesely: S. 98; Roman Mikhailiuk: S. 99; Nadya Lukic: S. 100; Madeleine Steinbach: S. 111; Olga Miltsova: S. 112–113; Smit: S. 115; Kevin Wells Photography: S. 117; Lunghammer: S. 118; Aprilphoto: S. 121; Peter Turner Photography: S. 122; Eder: S. 125; Markus Gann: S. 126; Victoria_Pl_: S. 128; Alena Ozerova: S. 131; Sergei Maximenko: S. 141; Kryvenok Anastasiia: S. 142; HiddenCatch: S. 143.

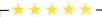

Sind Sie mit diesem Titel zufrieden? Dann würden wir uns über Ihre Weiterempfehlung freuen. Erzählen Sie es im Freundeskreis, berichten Sie Ihrem Buchhändler oder bewerten Sie bei Onlinekauf. Und wenn Sie Kritik, Korrekturen, Aktualisierungen haben, freuen wir uns über Ihre Nachricht an: Christian Verlag, Postfach 40 02 09, D-80702 München oder per E-Mail an lektorat@verlagshaus.de

Unser komplettes Programm finden Sie unter: www.christian-verlag.de

Alle Angaben in diesem Werk wurden von der Autorin sorgfältig recherchiert und auf den aktuellen Stand gebracht sowie vom Verlag geprüft. Lassen Sie sich in allen Zweifelsfällen zuvor durch einen Arzt oder Therapeuten beraten. Die im Buch enthaltenen Informationen ersetzen in keinem Fall ärztliche Hilfe oder Rat. Weder die Autorin noch der Verlag können für eventuelle Nachteile oder Schäden, die aus den im Buch gegebenen praktischen Hinweisen entstehen, eine Haftung übernehmen.

Die Deutsche Nationalbibliothek verzeichnet diese Publikation in der Deutschen Nationalbibliografie; detaillierte bibliografische Daten sind im Internet über http://dnb.d-nb.de abrufbar.

© 2018 Christian Verlag GmbH, München

Alle Rechte vorbehalten.

ISBN 978-3-95961-240-1

Ebenfalls erhältlich ...

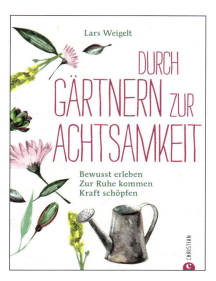

ISBN 978-3-95961-163-3

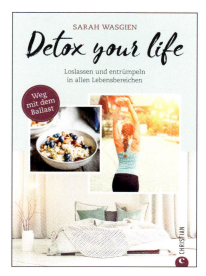

ISBN 978-3-95961-182-4

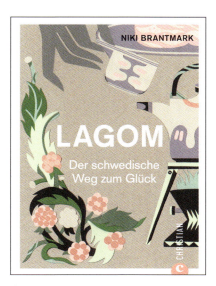

ISBN 978-3-95961-224-1

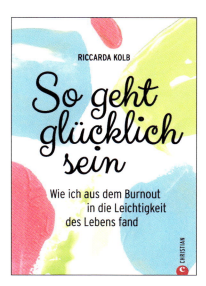

ISBN 978-3-95961-189-3

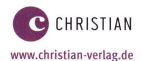

www.christian-verlag.de